U0587565

2024 国家执业药师职业资格考试

考前预测 6 套卷

4 套摸底预测卷 + **2** 套冲刺预测卷（图书封底扫码获取，2024 年 6 月上线）

药学专业知识（二）

预测试卷

郝国祥　主　编

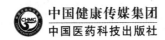

中国健康传媒集团

中国医药科技出版社

内 容 提 要

　　本书为"国家执业药师职业资格考试考前预测6套卷"之一。由长期从事国家执业药师职业资格考试命题研究的专家、讲师紧紧围绕新版国家执业药师职业资格考试大纲和指南精心编撰而成，共含6套模拟试卷，4套纸质摸底预测卷和2套线上冲刺预测卷。严格按照考试题量、题型及难易度要求组编试卷，题目考点覆盖面广，出题角度多样，具有很好的针对性；体例与实考试卷相同，答案编排便于查找，解析全面答疑解惑，利于考生身临其境，有效备考。随书附赠配套数字化资源，包括黄金40分课程、历年真题、考生手册、思维导图、考点速报、复习规划、高频考点、考前速记等，使考生复习更加高效、便捷。本书适合备战2024国家执业药师职业资格考试的考生参阅。

图书在版编目（CIP）数据

药学专业知识．二/郝国祥主编．—北京：中国医药科技出版社，2023.12
2024国家执业药师职业资格考试考前预测6套卷
ISBN 978－7－5214－4240－3

Ⅰ.①药⋯　Ⅱ.①郝⋯　Ⅲ.①药物学－资格考试－习题集　Ⅳ.①R9－44

中国国家版本馆 CIP 数据核字（2023）第 208671 号

美术编辑　陈君杞
责任编辑　李红日　董佳敏
版式设计　友全图文

出版　**中国健康传媒集团**｜中国医药科技出版社
地址　北京市海淀区文慧园北路甲22号
邮编　100082
电话　发行：010－62227427　邮购：010－62236938
网址　www.cmstp.com
规格　787×1092mm $\frac{1}{16}$
印张　6
字数　139千字
版次　2023年12月第1版
印次　2023年12月第1次印刷
印刷　三河市航远印刷有限公司
经销　全国各地新华书店
书号　ISBN 978－7－5214－4240－3
定价　**29.00元**

获取新书信息、投稿、为图书纠错，请扫码联系我们。

目录
CONTENTS

预测试卷（一）

（考试时间 150 分钟）

题型	最佳选择题	配伍选择题	综合分析选择题	多项选择题	总分
题分	40	60	10	10	120
得分					

一、最佳选择题（共 **40** 题，每题 **1** 分。每题的备选项中，只有 **1** 个最符合题意）

1. 患者，男，63 岁，在使用氟尿嘧啶化疗期间，可以
   - A. 饮酒
   - B. 服用阿司匹林
   - C. 放疗
   - D. 鞘内注射给药
   - E. 腹腔内注射给药

2. 使用吉非替尼等酪氨酸激酶抑制剂可能出现的严重不良反应是
   - A. 皮疹
   - B. 腹泻
   - C. 间质性肺炎
   - D. Q－T 间期延长
   - E. 出血

3. 大量静脉输入葡萄糖可诱发或加重强心苷类中毒，这是因为
   - A. 血钾升高
   - B. 血钾降低
   - C. 血钙升高
   - D. 血钙降低
   - E. 血钠降低

4. 以下药物可以静脉推注的是
   - A. 浓氯化钠
   - B. 0.9% 氯化钠注射液
   - C. 二磷酸果糖注射液
   - D. 氯化钾注射液
   - E. 门冬氨酸钾镁注射液

5. 患者，男，56 岁，诊断为肝性脑病 4 期（昏迷期），建议给予该患者的氨基酸是
   - A. 芳香族氨基酸
   - B. 脂肪族氨基酸
   - C. 杂环氨基酸
   - D. 支链氨基酸
   - E. 高 Fischer 比配方的氨基酸注射液

6. 消化性溃疡患者可以选用，有心肌梗死病史或脑卒中病史者禁用的药物是
   - A. 阿司匹林
   - B. 塞来昔布
   - C. 吲哚美辛
   - D. 对乙酰氨基酚
   - E. 布洛芬

7. 患者，男，49 岁，曾因使用青霉胺发生过严重的不良反应，该患者应慎用的肝脏疾病用药是
   - A. 双环醇
   - B. 多烯磷脂酰胆碱

C. 甘草酸二铵
D. 硫普罗宁

E. 水飞蓟宾葡甲胺

8. 不易导致便秘或腹泻不良反应的抗酸药是
   A. 氢氧化铝
   B. 三硅酸镁
   C. 碳酸钙
   D. 铝碳酸镁
   E. 硫糖铝

9. 以下部位中，莫沙必利口服后药物浓度最低的是
   A. 胃肠
   B. 肾脏
   C. 肝脏
   D. 血液
   E. 脑

10. 抗酸药碳酸氢钠可用于治疗痛风，其机制是
    A. 抑制粒细胞浸润炎症反应
    B. 抑制尿酸生成
    C. 促进尿酸排泄
    D. 促进尿酸分解
    E. 抑制局部细胞产生 IL-6

11. 皮试或划痕试验前，需提前停用抗组胺药，按说明书规定，氯雷他定和西替利嗪需停用的天数分别是
    A. 1，2
    B. 2，3
    C. 2，1
    D. 3，2
    E. 3，5~7

12. 患者，女，59岁，心率83次/分钟，伴有心脏收缩功能障碍的 NYHA Ⅲ 级慢性心力衰竭患者，由于存在 β 受体拮抗剂禁忌证，使用伊伐布雷定治疗，目标心率是
    A. 30~40 次/分钟
    B. 40~50 次/分钟
    C. 50~60 次/分钟
    D. 60~70 次/分钟
    E. 70~80 次/分钟

13. 维生素 K 参与合成的凝血因子不包括
    A. 凝血因子 Ⅱ
    B. 凝血因子 Ⅶ
    C. 凝血因子 Ⅷ
    D. 凝血因子 Ⅸ
    E. 凝血因子 Ⅹ

14. 半衰期短，需持续静脉滴注的溶栓药是
    A. 阿昔单抗
    B. 阿替普酶
    C. 瑞替普酶
    D. 替奈普酶
    E. 重组人尿激酶原

15. 患者，女，51岁，既往对磺胺类药物过敏，该患者可以选用的袢利尿剂是
    A. 呋塞米
    B. 布美他尼
    C. 托拉塞米
    D. 依他尼酸
    E. 氢氯噻嗪

16. 患者，男，53岁，尿频、尿急。诊断为膀胱过度活动症。医生处方托特罗定治疗，该药

发挥最佳作用需要

    A. 2 周　　　　　　　　　　　　　B. 4 周

    C. 6 周　　　　　　　　　　　　　D. 8 周

    E. 10 周

17. 关于下丘脑－垂体－肾上腺轴中各激素关系的叙述，错误的是

    A. 促皮质素促进糖皮质激素的分泌

    B. 促皮质素释放激素促进促皮质素的分泌

    C. 糖皮质激素促进促皮质素释放激素的分泌

    D. 糖皮质激素抑制促皮质素的分泌

    E. 促皮质素促进雄激素的分泌

18. 左甲状腺素明显显效需连续服药

    A. 3 日　　　　　　　　　　　　　B. 5 日

    C. 1 周　　　　　　　　　　　　　D. 2 周

    E. 1 个月

19. 磺酰脲类胰岛素促泌剂的作用特点不包括

    A. 不同的磺酰脲类药物降低血糖的作用基本等效

    B. 降糖效应的持续时间比半衰期长

    C. 可致体重减轻

    D. 使用不当可致低血糖

    E. 不同的磺酰脲类药物在吸收、代谢及有效剂量有所差异

20. 在血液中几乎不与血浆蛋白结合的口服降糖药是

    A. 二甲双胍　　　　　　　　　　　B. 吡格列酮

    C. 罗格列酮　　　　　　　　　　　D. 达格列净

    E. 卡格列净

21. 患者，女，45 岁，到门诊药房领取阿仑膦酸钠。为便于吸收，避免对食管的刺激，药师嘱咐关于口服阿仑膦酸钠的注意事项，错误的是

    A. 宜在早餐前空腹用 200ml 温开水送服

    B. 可以使用牛奶送服减少刺激

    C. 服后 30 分钟内不宜进食和卧床

    D. 不宜喝咖啡、茶、矿泉水、果汁和含钙的饮料

    E. 如发生咽痛、进食困难、吞咽疼痛和胸骨后疼痛，应及时治疗

22. 属于时间依赖性抗菌药物的是

    A. 庆大霉素　　　　　　　　　　　B. 左氧氟沙星

    C. 甲硝唑　　　　　　　　　　　　D. 多黏菌素

    E. 林可霉素

23. 以下药物与青霉素类、头孢菌素类或碳青霉烯类等 β－内酰胺类抗菌药物合用，可提高疗效，其中不属于 β－内酰胺酶抑制剂的是

    A. 克拉维酸　　　　　　　　　　　B. 舒巴坦

    C. 他唑巴坦　　　　　　　　　　　D. 西司他丁

E. 阿维巴坦

24. 关于阿奇霉素使用的叙述，错误的是
    A. 治疗儿童中耳炎、肺炎时，阿奇霉素的疗程为 5 天
    B. 治疗儿童中耳炎、肺炎时，阿奇霉素首次剂量为后续剂量的 3 倍
    C. 阿奇霉素一天一次口服即可
    D. 若需服含铝或镁的抗酸药，阿奇霉素应在服用上述药物前 1 小时或后 2 小时给予
    E. 阿奇霉素可在妊娠期使用

25. 患者，女，24 岁，服用异烟肼等药物抗结核期间，出现周围神经炎，这是因为体内缺乏
    A. 维生素 A   B. 维生素 B_1
    C. 维生素 B_6 D. 维生素 B_{12}
    E. 维生素 K

26. 阿昔洛韦静脉滴注时，滴注时间应在
    A. 0.5 小时以上   B. 1 小时以上
    C. 2 小时以上   D. 3 小时以上
    E. 4 小时以上

27. 奎宁或氯喹可致"金鸡纳"反应的剂量为
    A. 日剂量超过 0.1mg/d   B. 日剂量超过 1mg/d
    C. 日剂量超过 0.1g/d   D. 日剂量超过 0.5g/d
    E. 日剂量超过 1g/d

28. 使用环磷酰胺化疗，以下检查结果可能升高的是
    A. 白细胞计数   B. 血小板计数
    C. 血红蛋白   D. 血尿酸
    E. 血清胆碱酯酶

29. 作用机制与烷化剂相同的药物是
    A. 丝裂霉素   B. 紫杉醇
    C. 伊马替尼   D. 多柔比星
    E. 顺铂

30. 干扰核酸生物合成的药物也称为抗代谢药，以下药物不属于此类的是
    A. 甲氨蝶呤   B. 氟尿嘧啶
    C. 硫鸟嘌呤   D. 羟基脲
    E. 依托泊苷

31. 可抑制阴茎组织中 α - 肾上腺素能活性，舒张海绵体平滑肌和扩张阴茎动脉血管加速血流，用来治疗勃起功能障碍的药物是
    A. 前列地尔   B. 酚妥拉明
    C. 罂粟碱   D. 雄激素及其衍生物
    E. 西地那非

32. 患者，女，33 岁，诊断为单纯疱疹病毒性角膜炎，医生给予阿昔洛韦滴眼液治疗。正值

冬季，患者将滴眼液携带外出后，发现瓶内有结晶，该患者以下处理最恰当的是

A. 可直接使用　　　　　　　　B. 放置在温水中使其溶解后再使用

C. 加入注射用水溶解　　　　　D. 加入生理盐水溶解

E. 加入 5% 葡萄糖溶液溶解

33. 患儿，男，7 岁，诊断为疥疮，使用林旦治疗。每次用药后需洗浴，将药液彻底洗去，洗浴的时间是

A. 用药 3 小时后　　　　　　　B. 用药 6 小时后

C. 用药 9 小时后　　　　　　　D. 用药 12 小时后

E. 用药 24 小时后

34. 唯一可用于治疗深部和皮下真菌感染的多烯类药物是

A. 两性霉素 B　　　　　　　　B. 制霉菌素

C. 灰黄霉素　　　　　　　　　D. 氟康唑

E. 特比萘芬

35. 患者，女，27 岁，使用阿维 A 酯治疗，停药后拟怀孕。咨询药师，其怀孕应该需要等待的时间至少为

A. 1 年　　　　　　　　　　　B. 2 年

C. 3 年　　　　　　　　　　　D. 4 年

E. 5 年

36. 仅用于室性心律失常的是

A. 胺碘酮　　　　　　　　　　B. 奎尼丁

C. 利多卡因　　　　　　　　　D. 普罗帕酮

E. 维拉帕米

37. 以下镇咳药中，镇咳作用最弱的是

A. 喷托维林　　　　　　　　　B. 福尔可定

C. 右美沙芬　　　　　　　　　D. 吗啡

E. 可待因

38. 关于质子泵抑制剂（PPI）药理作用与机制的说法，不正确的是

A. PPI 需转化为磺酰胺的活性形式才能发挥作用

B. PPI 对质子泵的抑制作用是不可逆的

C. PPI 在壁细胞微管中转换为活性形式

D. PPI 阻断了胃酸分泌的最后步骤

E. PPI 对基础胃酸分泌有很强的抑制作用

39. 以下镇静与催眠药中，可提高肝药酶活性，长期用药不但加速自身代谢，还可加速其他药物代谢的是

A. 地西泮　　　　　　　　　　B. 佐匹克隆

C. 唑吡坦　　　　　　　　　　D. 苯巴比妥

E. 阿普唑仑

40. 患者，女，45 岁，诊断为抑郁症，既往使用氟西汀进行治疗，现在拟更换为吗氯贝胺。药师嘱咐应首先停用氟西汀，间隔一段时间再开始服用吗氯贝胺。该间隔时间至少为

    A. 3 天　　　　　　　　　　　　　　B. 1 周

    C. 2 周　　　　　　　　　　　　　　D. 4 周

    E. 5 周

二、配伍选择题（共 60 题，每题 1 分。题目分为若干组，每组题目对应同一组备选项，备选项可重复选用，也可不选用。每题只有 1 个备选项最符合题意）

[41 ~ 43]

    A. 卡马西平　　　　　　　　　　　　B. 苯妥英钠

    C. 丙戊酸钠　　　　　　　　　　　　D. 苯巴比妥

    E. 地西泮

41. 主要阻滞电压依赖性的钠通道，属于二苯并氮草类抗癫痫药的是

42. 减少钠离子内流而使神经细胞膜稳定，属于乙内酰脲类抗癫痫药的是

43. 可激动 γ-氨基丁酸（GABA）受体，属于苯二氮草类抗癫痫药的是

[44 ~ 46]

    A. 吗啡　　　　　　　　　　　　　　B. 曲马多

    C. 芬太尼　　　　　　　　　　　　　D. 羟考酮

    E. 布洛芬

44. 可用于心肌梗死而血压正常者，使患者镇静并减轻患者负担的是

45. 用于中、重度疼痛的中枢性镇痛药是

46. 用于麻醉前、中、后的镇静与镇痛，是目前复合全麻中常用药物的是

[47 ~ 49]

    A. 对乙酰氨基酚　　　　　　　　　　B. 吲哚美辛

    C. 布洛芬　　　　　　　　　　　　　D. 双氯芬酸

    E. 美洛昔康

47. 再生障碍性贫血，粒细胞减少症等患者应慎用的非甾体抗炎药是

48. 用于各种急、慢性关节炎和软组织风湿所致的疼痛，以及创伤后、术后的疼痛、牙痛、痛经、头痛等的非甾体抗炎药是

49. 对 COX-2 比对 COX-1 的抑制作用强，有一定选择性的非甾体抗炎药是

[50 ~ 51]

    A. 氯化铵　　　　　　　　　　　　　B. 羧甲司坦

    C. 氨溴索　　　　　　　　　　　　　D. 喷托维林

    E. 苯丙哌林

50. 引起轻微的恶心，反射性引起支气管黏膜腺体分泌增加，痰液得到稀释而易于咳出的祛痰药是

51. 分解痰液中的黏液成分，使黏痰液化，痰液黏度降低而易于咳出的祛痰药是

[52 ~ 53]

    A. CYP1A2　　　　　　　　　　　　B. CYP2C19

C. CYP2D6   D. CYP3A4

E. CYP3A5

52. 奥美拉唑的主要代谢酶是

53. 泮托拉唑的主要代谢酶是

[54 ~ 55]

A. 在 1 ~ 2   B. 大于或等于 6

C. 在 4.5 ~ 5.5   D. 小于或等于 4

E. 在 9 ~ 10

54. 注射用兰索拉唑溶解稀释后的溶液 pH 需

55. 美沙拉秦迟释制剂的释放具有 pH 依赖性，外层包衣溶解时 pH 需

[56 ~ 58]

A. 福辛普利   B. 依那普利

C. 卡托普利   D. 贝那普利

E. 培哚普利

56. 因半衰期较短，需一日给药 2 ~ 3 次的是

57. 经肝和肾排泄，肾功能不全时无需调整剂量的是

58. 起效快，可用于高血压急症的是

[59 ~ 61]

A. 利福平   B. 红霉素

C. 烟酸   D. 地高辛

E. 吉非贝齐

59. 因为是 CYP3A4 底物/抑制剂，可能会增加他汀类药物肌肉不良反应危险性的是

60. 因为是 CYP2C9 的诱导剂，可以减少氟伐他汀的生物利用度 50% 的是

61. 因为是 P - 糖蛋白的底物，提高辛伐他汀发生横纹肌溶解危险性的是

[62 ~ 64]

A. 维生素 K   B. 低分子肝素

C. 艾多沙班   D. 磺达肝癸钠

E. 达比加群

62. 可逆转华法林中毒的药物是

63. 可口服的直接凝血酶抑制剂是

64. 可口服的直接 Xa 因子抑制剂是

[65 ~ 67]

A. 叶酸   B. 烟酸

C. 维生素 B_6 D. 维生素 B_{12}

E. 维生素 C

65. 小剂量用于妊娠期妇女预防胎儿神经管畸形的是

66. 唯一的一种需要内因子辅助吸收的维生素是

67. 叶酸用于巨幼细胞贫血治疗时，为改善神经症状，应同时服用

[68～70]

    A. $Na^+-K^+-2Cl^-$ 同向转运子   B. 磷酸二酯酶

    C. Na^+-Cl^- 共转运子   D. 远曲小管近端

    E. 髓袢升支粗段

68. 噻嗪类利尿药发挥利尿作用的主要作用靶点是

69. 噻嗪类利尿药可用于治疗肾性尿崩症及加压素无效的垂体性尿崩症，是因为其可以抑制

70. 噻嗪类利尿药的作用部位是

[71～73]

    A. 氢化可的松   B. 泼尼松

    C. 泼尼松龙   D. 可的松

    E. 地塞米松

71. 对糖皮质激素受体的亲和力最弱的是

72. 对水盐代谢影响最大的是

73. 对糖代谢影响最小的是

[74～76]

    A. 维生素 D_3 B. 25－羟基维生素 D_3

    C. 1，25－二羟维生素 D_3 D. 骨化三醇

    E. 阿法骨化醇

74. 维生素 D 在血液循环中的主要形式是

75. 维生素 D 在肾脏中被催化成的活性形式是

76. 阿法骨化醇口服经小肠吸收后，在肝内经25－羟化酶作用转化为

[77～79]

    A. 高钠血症，并致心力衰竭   B. 青霉素脑病

    C. 吉海反应   D. 周围神经炎

    E. 高钾血症或钾中毒反应

77. 患者，男，43岁，诊断为梅毒。使用青霉素治疗后，患者出现高热寒战、皮肤病变扩大、心率加快等症状，这是因为发生了

78. 患者，女，49岁，既往有心功能不全病史，因上呼吸道感染连续使用青霉素钠静脉滴注多天后，患者出现呼吸困难，两肺底部有湿啰音，这是因为该患者出现了

79. 患者，男，3个月，多日使用青霉素后出现肌肉阵挛、抽搐，这是因为该患者出现了

[80～82]

    A. 两性霉素 B   B. 氟胞嘧啶

    C. 伏立康唑   D. 利奈唑胺

    E. 卡泊芬净

80. 抑制真菌中由细胞色素 P450 介导的 14α－甾醇去甲基化，从而抑制真菌细胞膜主要固醇类——麦角固醇的生物合成，损伤真菌细胞膜并改变其通透性，以致细胞内重要物质摄取受影响或流失而使真菌死亡的是

81. 通过与敏感真菌细胞膜上的甾醇（主要为麦角固醇）相结合，引起细胞膜的通透性改变，

导致细胞内重要物质如钾离子、核苷酸和氨基酸等外漏，从而破坏细胞的正常代谢抑制其生长的是

82. 通过非竞争性抑制 β –（1，3）– D – 糖苷合成酶，从而破坏真菌细胞壁糖苷合成的是

[83 ~ 85]

　　A. 拉米夫定（lamivudine，LAM）　　　B. 替比夫定（telbivudine，LDT）

　　C. 恩替卡韦（entecavir，ETV）　　　　D. 阿德福韦酯（adefovir，ADV）

　　E. 替诺福韦酯（tenofovir，TDF）

83. 患者，女，23岁，妊娠期间首次诊断为慢性乙型肝炎，可以使用的抗病毒药物是

84. 患者，女，26岁，诊断为慢性乙型肝炎，使用恩替卡韦进行抗病毒治疗期间意外妊娠，患者希望继续妊娠，建议更换为

85. 患者，女，26岁，正在接受 IFNα 治疗慢性乙型肝炎时意外妊娠，孕妇和家属被充分告知风险后，决定继续妊娠，此时药物要换为

[86 ~ 87]

　　A. 阿苯达唑　　　　　　　　　　　　B. 替硝唑

　　C. 伯氨喹　　　　　　　　　　　　　D. 青蒿素

　　E. 双碘喹啉

86. 临床作为控制疟疾复发和阻止疟疾传播的首选药是

87. 作为蛔虫病、蛲虫病治疗首选药的是

[88 ~ 90]

　　A. 顺铂　　　　　　　　　　　　　　B. 卡铂

　　C. 奥沙利铂　　　　　　　　　　　　D. 白消安

　　E. 氮芥

88. 胃肠道不良反应最重的铂类化合物是

89. 神经毒性最重的铂类化合物是

90. 肾毒性最重的铂类化合物是

[91 ~ 93]

　　A. 维生素 B_1　　　　　　　　　　　B. 维生素 B_2

　　C. 维生素 B_6　　　　　　　　　　　D. 维生素 C

　　E. 烟酸

91. 被人体吸收后，转变为有生物活性的硫胺焦磷酸酯，该维生素是

92. 具有同等作用的两种衍生物（吡哆醛和吡哆胺），且在体内可以相互转化，该维生素是

93. 在人体内以黄素单核苷酸和黄素腺嘌呤二核苷酸形式存在，为氧化还原酶的辅酶，该维生素是

[94 ~ 96]

　　A. 雌二醇　　　　　　　　　　　　　B. 雌三醇

　　C. 炔雌醇　　　　　　　　　　　　　D. 戊酸雌二醇

　　E. 己烯雌酚

94. 口服有效，作用强，但不良反应多的全合成雌激素是

95. 活性最强的天然雌激素是

96. 因能沉积于注射局部，缓慢吸收，故有长效作用的是

[97 ~ 98]

    A. 雌二醇
                B. 炔雌醇

    C. 维生素 B_6
          D. 去氧孕烯

    E. 维生素 B_{12}

97. 复方左炔诺孕酮片、复方孕二烯酮片均含有的成分是

98. 为克服服药初期的类早孕反应，双炔失碳酯肠溶片中含有

[99 ~ 100]

    A. 1：100 液
            B. 1：200 液

    C. 1：500 液
            D. 1：1000 液

    E. 1：10 万液

99. 用过氧乙酸溶液进行空气消毒，所用溶液为

100. 用过氧乙酸溶液进行一般患者诊后洗手，所用溶液为

三、综合分析选择题（共 10 题，每题 1 分。题目分为若干组，每组题基于同一个临床情景、病例、实例或者案例的背景信息逐题展开。每题的备选项中，只有 1 个最符合题意）

[101 ~ 104]

    患者，男，8 岁，出现高热，咳嗽，咳痰，肺纹理加重。经治疗未见明显好转，细菌培养结果显示为耐甲氧西林金黄色葡萄球菌（MRSA）感染。患儿肾功能正常，欲静脉滴注万古霉素治疗。

101. 该患者治疗过程中，需要对万古霉素进行治疗药物监测，其目标谷浓度为

    A. 1 ~ 5μg/ml
          B. 5 ~ 10μg/ml

    C. 10 ~ 15μg/ml
        D. 15 ~ 20μg/ml

    E. 20 ~ 25μg/ml

102. 对该患者进行万古霉素治疗药物监测的时机是

    A. 万古霉素首次给药后
        B. 万古霉素给药 1 ~ 2 个维持剂量时

    C. 万古霉素给药后 3 ~ 4 个维持剂量时
    D. 万古霉素给药后 5 ~ 6 个维持剂量时

    E. 万古霉素给药 5 天后

103. 对该患者进行会诊，药师指出万古霉素为具有长 PAE 的时间依赖性杀菌剂，其 PK/PD 评价指数为 AUC_{0-24}/MIC，对于治疗 MRSA 所致的下呼吸道感染时，应达到 $AUC_{0-24}/MIC \geq$

    A. 100
            B. 200

    C. 300
            D. 400

    E. 500

104. 万古霉素快速滴注可引起的不良反应是

    A. 高血压危象
         B. 血糖异常

    C. 急性肝衰竭
         D. 红人综合征

    E. 出血

[105～107]

　　患者，男，58岁，体重71kg，身高172cm，高血压病史十余年，血压最高为165/103mmHg。患者5年前无明显诱因出现心悸不适，自测脉搏130次/分，无胸闷、胸痛、气急、恶心呕吐。诊断为阵发性房颤。5年来，心悸不适反复发作，每年约3次，给予普罗帕酮口服后2小时可好转。入院前2月，心悸发作次数增多，每周约一次，持续5～10分钟后心律转为窦性，患者现服用的药物有吲达帕胺缓释片、赖诺普利片。患者入院后诉有心悸，心电图为房颤心电图，加用华法林。

105. 使用华法林需要监测INR值，该患者的INR目标范围是
　　　A. 1.0～2.0　　　　　　　　　　B. 2.0～3.0
　　　C. 3.0～4.0　　　　　　　　　　D. 4.0～5.0
　　　E. 5.0～6.0

106. 在该患者使用华法林期间，需要特别注意药物相互作用。以下哪种肝药酶受到影响，华法林的药效变化最显著
　　　A. CYP1A2　　　　　　　　　　B. CYP2C9
　　　C. CYP2C19　　　　　　　　　　D. CPY3A4
　　　E. CPY3A5

107. 判断华法林维持量是否足够，需观察的时间至少是
　　　A. 2～3天　　　　　　　　　　　B. 5～7天
　　　C. 8～10天　　　　　　　　　　D. 12～15天
　　　E. 20～25天

[108～110]

　　患者，女，67岁，BMI 30.9 kg/m²，因体检时发现血糖异常就诊。空腹血糖8.9mmol/L，餐后2小时血糖13.8mmol/L，糖化血红蛋白8.1%。医生给予二甲双胍片，每次100mg，每日2次；达格列净片，每次5mg，每日1次。

108. 达格列净的降糖作用机制是
　　　A. 抑制胃肠二肽基肽酶－4（DPP－4）
　　　B. 抑制肠内水解多糖、双糖的α－葡萄糖苷酶
　　　C. 激动肠道的胰高血糖素样肽－1（GLP－1）
　　　D. 激活过氧化物酶体增殖物激活受体－γ（PPAR－γ）
　　　E. 阻滞肾小管钠－葡萄糖协同转运蛋白2（SGLT－2）对糖的转运和重吸收

109. 关于达格列净的作用特点和临床应用注意事项的说法，正确的是
　　　A. 单独使用不增加低血糖风险，与胰岛素或胰岛素促泌剂联合给药也不增加低血糖风险
　　　B. 可用于治疗1型糖尿病
　　　C. 相对弱效的降糖药，降低糖化血红蛋白幅度为0.5%～1%
　　　D. 对体重无影响
　　　E. 降糖作用依赖于胰岛β细胞功能及胰岛素敏感性

110. 达格列净的常见不良反应是
　　　A. 横纹肌溶解症　　　　　　　　B. 急性胰腺炎

C. 生殖泌尿道感染   D. 心电 Q–T 间期延长

E. 肌腱炎

四、多项选择题（共 **10** 题，每题 **1** 分。每题的备选项中，有 **2** 个或 **2** 个以上符合题意，错选、少选均不得分）

111. 与第一代抗精神病药相比，第二代抗精神病药具有的特点包括
    A. 具有较低的 5–HT_2 受体拮抗作用
    B. 对中脑边缘系统的作用比对纹状体系统的作用更具有选择性
    C. 较少发生锥体外系反应
    D. 较少引起泌乳素水平升高
    E. 对精神分裂症多维症状具有广谱疗效

112. 以下平喘药联合使用，适宜的有
    A. $β_2$ 受体激动剂与黄嘌呤类药物联用
    B. M 胆碱受体拮抗剂与 $β_2$ 受体激动剂联用
    C. H_1 受体拮抗剂与 $β_2$ 受体激动剂联用
    D. 肾上腺糖皮质激素与 $β_2$ 受体激动剂联用
    E. 肾上腺糖皮质激素与黄嘌呤类药物联用

113. 口服后不被吸收或吸收极少的泻药有
    A. 乳果糖   B. 聚乙二醇 4000
    C. 聚卡波非钙   D. 多库酯钠
    E. 普芦卡必利

114. 福辛普利的禁忌包括
    A. 心力衰竭   B. 双侧肾动脉狭窄
    C. 糖尿病肾病   D. 高钾血症
    E. 妊娠期妇女

115. 用于监测普通肝素效果的检查项目有
    A. 活化部分凝血活酶时间（APTT）   B. 抗因子 Ⅱa 活性
    C. 抗因子 Ⅸa 活性   D. 抗因子 Ⅹa 活性
    E. 抗因子 Ⅺa 活性

116. 与留钾利尿药合用增加高钾血症风险的有
    A. 托拉塞米   B. 比索洛尔
    C. 吲达帕胺   D. 雷米普利
    E. 厄贝沙坦

117. 可以静脉给药的胰岛素或胰岛素类似物有
    A. 精蛋白人胰岛素混合注射液（30R）
    B. 精蛋白人胰岛素混合注射液（50R）
    C. 短效胰岛素
    D. 门冬胰岛素
    E. 赖脯胰岛素

118. 可发生"双硫仑样"反应的药物有
    A. 头孢哌酮
    B. 甲硝唑
    C. 替硝唑
    D. 拉氧头孢
    E. 氟氧头孢

119. 与多柔比星不呈现交叉耐药性，且合用具有良好协同作用的药物有
    A. 甲氨蝶呤
    B. 环磷酰胺
    C. 氟尿嘧啶
    D. 长春新碱
    E. 亚硝脲类药

120. 患者，男，49岁，诊断为高血压。经检查，患者血同型半胱氨酸水平明显升高，医生建议其在使用抗高血压药物控制血压的同时，补充的维生素有
    A. 维生素 B_1
    B. 维生素 B_6
    C. 维生素 B_{12}
    D. 烟酸
    E. 叶酸

预测试卷（二）

（考试时间 150 分钟）

题型	最佳选择题	配伍选择题	综合分析选择题	多项选择题	总分
题分	40	60	10	10	120
得分					

一、最佳选择题（共 40 题，每题 1 分。每题的备选项中，只有 1 个最符合题意）

1. 不受外源性雌激素干扰的检查项目是
   A. 美替拉酮试验反应
   B. 磺溴酞钠试验
   C. 用血清蛋白结合碘测试 T_4
   D. 用血清蛋白结合碘测试 T_3
   E. 放射性碘 $[^{131}I]$ 检测

2. 庆大霉素 – 氟米龙滴眼液的使用时间不应超过
   A. 3 天
   B. 1 周
   C. 2 周
   D. 3 周
   E. 4 周

3. 不属于局部应用杀灭疥虫特效药的是
   A. 克罗米通
   B. 苯甲酸苄酯
   C. 林旦乳膏
   D. 硫黄软膏
   E. 红霉素软膏

4. 制霉菌素治疗念珠菌病，局部用药后达最大效应的时间是
   A. 1 ~ 2 小时
   B. 3 ~ 6 小时
   C. 10 ~ 20 小时
   D. 24 ~ 72 小时
   E. 一周

5. 地蒽酚可将皮肤、头发、衣服、床单、浴缸等染成
   A. 红色
   B. 橙色
   C. 黄色
   D. 绿色
   E. 蓝色

6. 吡罗昔康属于哪类非甾体抗炎药
   A. 选择性 COX – 2 抑制剂
   B. 乙酰苯胺类
   C. 1,2 – 苯并噻嗪类
   D. 芳基乙酸类
   E. 吡唑酮类

7. 因为 PPI 对质子泵的抑制作用是不可逆的，故虽然 PPI 体内半衰期只有 1 ~ 2 小时，但单次抑酸作用时间可至少维持
   A. 2 小时
   B. 6 小时

C. 12 小时
D. 24 小时

E. 48 小时

8. 患者，女，65 岁。因头晕头痛加重 3 天就诊，诊断为多发性脑缺血，医生拟为其开具改善微循环药物，患者既往芹菜过敏史，应禁用的是

A. 氟桂利嗪
B. 丁苯酞

C. 倍他司汀
D. 多奈哌齐

E. 尼麦角林

9. 李女士患有高血压、高血脂、糖尿病及抑郁症，其服用多种药物。今日来到药房咨询，主诉最近服用下列药品后体重有所增加，请药师确认可能增加体重的药品是

A. 二甲双胍
B. 辛伐他汀

C. 米氮平
D. 阿司匹林

E. 硝酸甘油

10. 口服索他洛尔作为抗心律失常药，其疗效和不良反应发生率均呈剂量依赖性，具有最佳获益风险比的用法是一天两次，一次

A. 40mg
B. 80mg

C. 120mg
D. 160mg

E. 320mg

11. 以下关于 β 受体拮抗剂治疗高血压的说法，正确的是

A. 首选用于老年高血压患者

B. 首选用于糖脂代谢异常的高血压患者

C. 大剂量 β 受体拮抗剂可与大剂量利尿剂联合使用治疗高血压

D. 推荐 β 受体拮抗剂与 ACEI 联合治疗无合并症的高血压患者

E. β 受体拮抗剂联合 ARB 适用于高血压合并心力衰竭患者

12. 采用偏心给药方法可减缓耐药性发生的药物是

A. 普罗布考
B. 辛伐他汀

C. 非诺贝特
D. 硝酸异山梨酯

E. 阿昔莫司

13. 用来控制华法林所致的严重出血的治疗方案是

A. 维生素 A 10～20mg
B. 维生素 B_6 10～20mg

C. 维生素 D_3 10～20mg
D. 维生素 E 10～20mg

E. 维生素 K_1 10～20mg

14. 以依达赛珠单抗作为解救药的抗凝药是

A. 阿哌沙班
B. 华法林

C. 达比加群
D. 肝素

E. 利伐沙班

15. 患者，女，56 岁，诊断为心力衰竭。使用袢利尿药呋塞米进行治疗。对于该患者，呋塞米除了有利尿作用，还有

A. 正性肌力作用   B. 舒张静脉血管作用

C. 舒张动脉血管作用   D. 降低心率作用

E. 阻断钙通道作用

16. 对于有过直立性低血压的 BPH 合并高血压者应该首选

     A. 特拉唑嗪   B. 多沙唑嗪

     C. 阿夫唑嗪   D. 坦索罗辛

     E. 赛洛多辛

17. 生长抑素的药理作用不包括

     A. 抑制生长激素的分泌   B. 抑制甲状腺刺激激素的分泌

     C. 抑制胰岛素的分泌   D. 抑制胰高血糖素的分泌

     E. 促进胃酸的分泌

18. 对甲状腺激素 T_3 和 T_4 的说法正确的是

     A. T_3 要转变为 T_4 才能发挥作用   B. T_4 要转变为 T_3 才能发挥作用

     C. T_3 和 T_4 均可直接发挥作用   D. T_3 和 T_4 均需转变后发挥作用

     E. T_4 的生物活性较 T_3 强 $3 \sim 5$ 倍

19. 应用磺酰脲类降糖药治疗 5 年，患者发生继发性失效的比例是

     A. $1\% \sim 5\%$ B. $5\% \sim 15\%$

     C. $30\% \sim 40\%$ D. $50\% \sim 60\%$

     E. $75\% \sim 85\%$

20. α – 葡萄糖苷酶抑制剂最常见的不良反应是

     A. 腹胀   B. 肠鸣音亢进

     C. 便秘   D. 肝酶升高

     E. 肠梗阻

21. 抗骨吸收作用由弱到强排列正确的是

     A. 依替膦酸二钠 < 阿仑膦酸钠 < 帕米膦酸二钠

     B. 帕米膦酸二钠 < 氯屈膦酸二钠 < 阿仑膦酸钠

     C. 氯屈膦酸二钠 < 帕米膦酸二钠 < 阿仑膦酸钠

     D. 阿仑膦酸钠 < 依替膦酸二钠 < 氯屈膦酸二钠

     E. 阿仑膦酸钠 < 氯屈膦酸二钠 < 依替膦酸二钠

22. 属于时间依赖性且抗菌作用时间较长的抗菌药物是

     A. 阿奇霉素   B. 林可霉素

     C. 达托霉素   D. 多黏菌素

     E. 庆大霉素

23. 注射用头孢哌酮钠舒巴坦钠（2:1）的组成是

     A. 头孢哌酮 1mg 与舒巴坦 0.5mg   B. 头孢哌酮 1mol 与舒巴坦 0.5mol

     C. 头孢哌酮 1g 与舒巴坦 0.5g   D. 头孢哌酮 1U 与舒巴坦 0.5U

     E. 头孢哌酮 1ml 与舒巴坦 0.5ml

24. 关于红霉素使用的叙述，错误的是
    A. 主要在肾脏代谢，代谢物由尿液排出
    B. 在明确需要的情况下可在妊娠期使用
    C. 老年人使用发生尖端扭转型室性心动过速的风险增加
    D. 重症肌无力病史的患者使用有病情加重的风险
    E. 肝病患者和妊娠期妇女不宜使用红霉素酯化物

25. 服药后使尿、唾液、汗液、痰液和泪液等排泄物均显橘红或红棕色的药物是
    A. 乙胺丁醇　　　　　　　　　　B. 吡嗪酰胺
    C. 利福平　　　　　　　　　　　D. 链霉素
    E. 异烟肼

26. 关于阿糖腺苷使用的叙述，错误的是
    A. 即配即用，配得的输液不可冷藏以免析出结晶
    B. 注射部位疼痛，必要时可加盐酸利多卡因注射液解除疼痛症状
    C. 不可与含钙的输液配伍
    D. 可与蛋白质输液剂配伍输注
    E. 不宜与别嘌呤醇合用

27. 成人使用乙胺嘧啶用于疟疾的预防，服用的时间是
    A. 应于进入疫区前 1~2 天开始服用，一般宜服至离开疫区后 1~2 天
    B. 应于进入疫区前 6~8 天开始服用，一般宜服至离开疫区后 6~8 天
    C. 应于进入疫区前 1~2 周开始服用，一般宜服至离开疫区后 1~2 周
    D. 应于进入疫区前 1~2 周开始服用，一般宜服至离开疫区后 6~8 周
    E. 应于进入疫区前 6~8 周开始服用，一般宜服至离开疫区后 6~8 周

28. 关于环磷酰胺使用的叙述，错误的是
    A. 腔内给药无法直接产生作用
    B. 最好临用现配
    C. 肝肾功能损害者剂量应减少至治疗量的 1/2~1/3
    D. 静脉给药时可以使用生理盐水进行配制
    E. 不可肌内注射

29. 氟尿嘧啶与甲氨蝶呤合用可产生协同作用，用法是
    A. 二者同时给药
    B. 先给予甲氨蝶呤，4~6 小时后再给予氟尿嘧啶
    C. 先给予甲氨蝶呤，10~12 小时后再给予氟尿嘧啶
    D. 先给予氟尿嘧啶，4~6 小时后再给予甲氨蝶呤
    E. 先给予氟尿嘧啶，10~12 小时后再给予甲氨蝶呤

30. 属于细胞周期特异性药物的是
    A. 柔红霉素　　　　　　　　　　B. 奥沙利铂
    C. 甲氨蝶呤　　　　　　　　　　D. 氟尿嘧啶
    E. 长春碱

31. 属于免疫检查点抑制剂的是
    A. 贝伐单抗
    B. 曲妥珠单抗
    C. 利妥昔单抗
    D. 西妥昔单抗
    E. 帕博利珠单抗

32. 血液毒性反应最重的铂类化合物是
    A. 顺铂
    B. 卡铂
    C. 奥沙利铂
    D. 环磷酰胺
    E. 替莫唑胺

33. 葡萄糖和胰岛素一起静脉滴注，可以用来治疗
    A. 高钠血症
    B. 低钠血症
    C. 高钾血症
    D. 低钾血症
    E. 低镁血症

34. 属于脂溶性维生素的是
    A. 维生素 B_2
    B. 维生素 C
    C. 维生素 K
    D. 烟酸
    E. 叶酸

35. 复方氨基酸注射液（6AA）静脉滴注时
    A. 与等量 10% 葡萄糖稀释后缓慢静脉滴注
    B. 与等量 5% 葡萄糖稀释后缓慢静脉滴注
    C. 与等量 0.9% 氯化钠稀释后缓慢静脉滴注
    D. 与等量注射用水稀释后缓慢静脉滴注
    E. 无需稀释，缓慢静脉滴注

36. 止吐药昂丹司琼属于
    A. 抗胆碱能药
    B. 多巴胺受体拮抗剂
    C. 5－羟色胺受体 3（5－HT_3）拮抗剂
    D. 神经激肽（NK－1）受体拮抗剂
    E. 苯二氮䓬类

37. 关于特殊人群使用泻药的叙述，错误的是
    A. 老年便秘治疗药物首选容积性和渗透性泻药（乳果糖、聚乙二醇）
    B. 乳果糖可用于便秘儿童
    C. 妊娠期便秘的治疗可选乳果糖和蓖麻油
    D. 糖尿病患者可使用容积性泻药、渗透性泻药、刺激性泻药
    E. 各类便秘患者均应改变生活习惯

38. 关于抗酸剂铝碳酸镁的作用特点，以下说法错误的是
    A. 铝碳酸镁在胃中可迅速转化为氢氧化铝和氢氧化镁
    B. 服用铝碳酸镁对胃排空和小肠功能影响很小
    C. 药效持续的时间很短
    D. 可能造成反跳性的胃酸分泌增加
    E. 可作为酸相关性疾病的首选药

39. 患者，女，45 岁，诊断为风湿性关节炎，该患者有磺胺类药过敏史。该患者需慎用的非甾体抗炎药是

    A. 阿司匹林　　　　　　　　　B. 吲哚美辛

    C. 双氯芬酸　　　　　　　　　D. 美洛昔康

    E. 塞来昔布

40. 患者，女，43 岁，诊断为哮喘，应用高剂量 β_2 受体激动剂后出现心律不齐。药师从药物的不良反应考虑，认为可能是由于患者出现了

    A. 低镁血症　　　　　　　　　B. 低钙血症

    C. 高钠血症　　　　　　　　　D. 高钾血症

    E. 低钾血症

二、配伍选择题（共 60 题，每题 1 分。题目分为若干组，每组题目对应同一组备选项，备选项可重复选用，也可不选用。每题只有 1 个备选项最符合题意）

[41~43]

    A. 苯巴比妥　　　　　　　　　B. 地西泮

    C. 苯妥英钠　　　　　　　　　D. 卡马西平

    E. 加巴喷丁

41. 通过减少钠离子内流而使神经细胞膜稳定，限制 Na^+ 通道介导的发作性放电扩散的抗癫痫药是

42. 与 GABAa 受体结合，通过延长 GABA 介导的氯离子通道开放的时间，增强 GABA 的作用，使跨膜的氯离子流增加，引起神经元超极化的抗癫痫药是

43. 与电压依赖性钙通道的 α2-δ 辅助亚基结合，可能抑制钙离子内流并减少神经递质释放的抗癫痫药是

[44~46]

    A. 吡拉西坦　　　　　　　　　B. 茴拉西坦

    C. 多奈哌齐　　　　　　　　　D. 石杉碱甲

    E. 银杏叶提取物

44. 患者，女，37 岁，正在使用抗血小板药物治疗，该患者不可使用的脑功能改善及抗记忆障碍药是

45. 患者，男，42 岁，患有癫痫病，该患者禁用的脑功能改善及抗记忆障碍药是

46. 患者，男，19 岁，诊断为亨廷顿病，该患者禁用的脑功能改善及抗记忆障碍药是

[47~49]

    A. 心肌梗死　　　　　　　　　B. 胃溃疡

    C. 电解质紊乱　　　　　　　　D. 出血加重

    E. 肝损伤

47. 因 NSAIDs 作用于肾脏的两种 COX 而出现的不良反应是

48. 因 NSAIDs 抑制胃肠道 COX-1 引起的不良反应是

49. 因选择性 COX-2 抑制剂引起血栓素升高而导致的不良反应是

[50~51]

    A. 特布他林   B. 福莫特罗

    C. 沙美特罗   D. 丙卡特罗

    E. 异丙托溴铵

50. 缓解轻、中度急性哮喘症状的首选药是

51. 可作为气道痉挛的应急缓解药物的长效 β_2 受体激动剂是

[52~53]

    A. 亚磺酰胺   B. 美沙拉秦

    C. 奥沙拉嗪   D. 巴柳氮

    E. 奥美拉唑

52. 艾司奥美拉唑的活性形式是

53. 柳氮磺吡啶的活性形式是

[54~55]

    A. 推荐化疗前用三药方案，包括单剂量 5-HT₃ 受体拮抗剂、地塞米松和 NK-1 受体拮抗剂

    B. 建议用单一药物，如地塞米松、5-HT₃ 受体拮抗剂或多巴胺受体拮抗剂（如甲氧氯普胺）预防呕吐

    C. 推荐第 1 天采用 5-HT₃ 受体拮抗剂联合地塞米松，第 2 和第 3 天继续使用地塞米松

    D. 在化疗期间每日使用 HT₃ 受体拮抗剂，地塞米松应连续使用至化疗结束后 2~3 天，必要时可以考虑加入阿瑞匹坦

    E. 对于无恶心和呕吐史的患者，不必在化疗前常规给予止吐药物

54. 多日化疗所致恶心及呕吐的药物预防方案是

55. 轻微催吐性化疗的药物预防方案是

[56~58]

    A. 胺碘酮   B. 索他洛尔

    C. 利多卡因   D. 普罗帕酮

    E. 维拉帕米

56. 可引起慢性肺间质纤维化的药物是

57. 长期使用应定期检查甲状腺功能的药物是

58. 常见不良反应包括抑制心脏收缩功能和传导功能，有时也会出现牙龈增生的是

[59~61]

    A. 地高辛   B. 洋地黄毒苷

    C. 毛花苷丙（西地兰 C）   D. 去乙酰毛花苷（西地兰 D）

    E. 毒毛花苷 K

59. 毛花苷丙经弱碱水解去甲酰化的产物是

60. 去乙酰毛花苷在体内失去葡萄糖基和乙酸转化为

61. 临床常用的以原型药从尿液中排出的中效强心苷类药是

[62~64]

    A. 凝血酶Ⅲ（AT－Ⅲ）　　　　　　B. 因子Ⅱa

    C. 因子Ⅸa　　　　　　　　　　　　D. 因子Ⅹa

    E. 因子Ⅻa

62. 普通肝素的作用靶点是

63. 低分子肝素的作用靶点是

64. 低分子肝素发挥抗凝作用主要抑制的凝血因子是

[65~67]

    A. 维生素 K_1　　　　　　　　　　B. 重组凝血因子Ⅸ

    C. 人凝血因子Ⅷ　　　　　　　　　D. 凝血因子Ⅱ

    E. 凝血因子Ⅹ

65. 血友病 A 缺乏的凝血因子是

66. 治疗血友病 B 使用

67. 新生儿出血病的常见原因是体内缺乏

[68~70]

    A. CYP3A4　　　　　　　　　　　B. UGT2B7

    C. P－糖蛋白　　　　　　　　　　D. 血浆蛋白

    E. 葡萄糖醛酸内酯

68. 克拉霉素与阿夫唑嗪合用，阿夫唑嗪的血药浓度水平显著升高，这是因为克拉霉素抑制

69. 坦索罗辛与华法林合用，华法林游离药物浓度增加，这是因为二者竞争

70. 氟康唑可影响赛洛多辛的代谢，延长赛洛多辛在体内存在时间，这是因为氟康唑抑制

[71~73]

    A. 0.6mg　　　　　　　　　　　　B. 0.75mg

    C. 4mg　　　　　　　　　　　　　D. 5mg

    E. 25mg

以甲泼尼龙 4mg 作为标准

71. 可的松的等效剂量是

72. 泼尼松的等效剂量是

73. 地塞米松的等效剂量是

[74~76]

    A. 1　　　　　　　　　　　　　　　B. 3

    C. 5　　　　　　　　　　　　　　　D. 20

    E. 1000

74. 阿仑膦酸钠抗骨吸收作用较依替膦酸二钠强的倍数是

75. 唑来膦酸用于治疗骨质疏松每年静脉给药的次数为

76. 唑来膦酸用于治疗骨质疏松通常连续治疗的年数是

[77~79]

    A. 抗生素后效应　　　　　　　　　B. 最低抑菌浓度

C. 最低杀菌浓度　　　　　　　　D. 抗菌谱

E. 最低毒性剂量

77. MIC 指的是

78. MBC 指的是

79. PAE 指的是

[80～82]

A. 利奈唑胺　　　　　　　　　　B. 磷霉素

C. 美罗培南　　　　　　　　　　D. 万古霉素

E. 替加环素

80. 可与催化肽聚糖合成的磷酸烯醇丙酮酸转移酶不可逆性结合，使该酶灭活，阻断细菌细胞壁的合成，从而导致细菌死亡的是

81. 与细菌核糖体50S亚单位结合，抑制 mRNA 与核糖体连接，阻止 70S 起始复合物的形成，从而抑制细菌蛋白质的合成的是

82. 与核糖体30S亚单位结合、阻止氨酰化 tRNA 分子进入核糖体 A 位而抑制细菌蛋白质合成的是

[83～85]

A. 每次 75mg，每日 2 次，共 5 天　　B. 每次 75mg，每日 1 次，至少 7 天

C. 每次 30mg，每日 2 次，共 5 天　　D. 每次 45mg，每日 2 次，共 5 天

E. 每次 60mg，每日 2 次，共 5 天

83. 患者，男，32 岁，诊断为流感，奥司他韦的推荐口服剂量是

84. 患儿，女，12 岁，体重 42kg，诊断为流感，奥司他韦的推荐口服剂量是

85. 患者，男，27 岁，有与流感患者的密切接触史，奥司他韦的推荐口服剂量是

[86～87]

A. 三苯双脒　　　　　　　　　　B. 葡萄糖酸锑钠

C. 伯氨喹　　　　　　　　　　　D. 氯硝柳胺

E. 双碘喹啉

86. 通过抑制肠内共生性细菌，间接作用于肠内阿米巴的药物是

87. 用于黑热病病因治疗的药物是

[88～90]

A. 厄洛替尼　　　　　　　　　　B. 曲妥珠单抗

C. 伊马替尼　　　　　　　　　　D. 舒尼替尼

E. 贝伐单抗

88. 属于表皮生长因子受体（EGFR）酪氨酸激酶抑制剂的是

89. 属于 Bcr/Abl 酪氨酸激酶抑制剂的是

90. 属于血管内皮生长因子受体（VEGFR）酪氨酸激酶抑制剂的是

[91～93]

A. 神经系统反应（干性脚气病）

B. 咽喉炎和口角炎

C. 皮肤（眼、鼻和口部皮肤脂溢样皮肤损害）和神经系统（周围神经炎）损害

D. 坏血病、牙龈出血

E. 糙皮病

91. 缺乏维生素 C 会导致

92. 缺乏烟酸会导致

93. 缺乏维生素 B_1 会导致

[94～95]

A. 聚甲酚磺醛　　　　　　　　B. 干扰素 α2a

C. 地屈孕酮　　　　　　　　　D. 甲羟孕酮

E. 黄体酮

94. 对坏死或病变组织有选择性凝固和排除作用，使病变组织易于脱落，使局部收敛止血，促进组织再生和上皮重新覆盖的高酸性物质是

95. 具有广谱抗病毒、免疫调节及抗肿瘤功能的是

[96～98]

A. 单方制剂用作紧急避孕药，即在无防护措施或其他避孕方法偶然失误时使用：在房事后 72 小时内服 1 片（粒），如为 0.75mg，需隔 12 小时后再服 1 次

B. 口服：从月经周期第 1 天开始，每天 1 片，连服 21 天；停药 7 天后，在第 8 天起开始服用新的一盒药物

C. 育龄妇女须在月经开始的 7 天内放入，更换新的系统可以在周期的任何时间进行。该系统也可在妊娠早期流产后立即放置

D. 于月经周期的 1～5 天，局麻下在上臂或股内侧做一长 2～3mm 的切口后，用埋植针将药物呈扇形植入皮下，每人每次 6 支

E. 口服：每次房事后立即服 1 片，但第一次房事后次日晨须加服 1 片；以后每天最多 1 片，每月不少于 12 片。如果探亲结束时还未服完 12 片，则需每天服 1 片，直至服满 12 片

96. 左炔诺孕酮口服时的用法用量是

97. 左炔诺孕酮宫内节育系统的用法用量是

98. 左炔诺孕酮硅胶棒的用法用量是

[99～100]

A. 口服异维 A 酸 +／- 过氧苯甲酰/外用抗生素

B. 口服抗生素 + 外用维 A 酸 +／- 过氧苯甲酰 +／- 外用抗生素

C. 外用维 A 酸 + 过氧苯甲酰 +／- 外用抗生素或过氧苯甲酰 + 外用抗生素

D. 口服异维 A 酸、红蓝光、光动力、激光疗法、水杨酸或复合酸、中医药

E. 外用维 A 酸

根据中国痤疮治疗指南（2019 修订版）

99. 痤疮轻度（Ⅰ级）一线治疗方案是

100. 痤疮中度（Ⅱ级）一线治疗方案是

三、综合分析选择题（共 10 题，每题 1 分。题目分为若干组，每组题基于同一个临床情景、病例、实例或者案例的背景信息逐题展开。每题的备选项中，只有 1 个最符合题意）

[101 ~ 103]

患者，男，53 岁，既往体健。就诊主诉"食欲增加伴多汗、怕热 1 月余，烦躁、体温升高 2 日"。查体：心率 123 次/分，血压 119/76mmHg，呼吸 20 次/分，体温 37.6℃，甲状腺 II 度肿大；甲状腺功能三项：FT_3 47.03pmol/L，FT_4 18.64pmol/L，TSH 0.01mU/L；心电图示：窦性心动过速；血常规、肝肾功能无明显异常。诊断：甲状腺功能亢进症。处方药物：甲巯咪唑 10mg，bid，普萘洛尔 10mg，tid。

101. 本治疗方案中，使用普萘洛尔的目的是
   A. 控制患者体温　　　　　　　　　B. 控制患者的心率
   C. 预防可能出现的心律失常　　　　D. 作为心肌梗死的二级预防
   E. 增加甲巯咪唑的疗效

102. 可能与甲巯咪唑发生药物相互作用，应谨慎与其联用的药物是
   A. 甘草酸二铵　　　　　　　　　　B. 鲨肝醇
   C. 利可君　　　　　　　　　　　　D. 华法林
   E. 美托洛尔

103. 该患者用药 2 月余，午后突发心慌、饥饿急进食可短时缓解，但症状仍反复出现。自测血压 110/70mmHg、随机血糖 2.8mmol/L。出现此现象的可能原因是
   A. 甲巯咪唑促胰岛素分泌作用　　　B. 普萘洛尔致血压过低
   C. 甲巯咪唑致胰岛素自身免疫综合征　D. 甲状腺功能缓解初期的常见不良反应
   E. 普萘洛尔致血糖过低

[104 ~ 106]

患者，男性，46 岁，经常头痛，头晕近 8 年。2 天来头痛加重，伴有恶心、呕吐送往急诊。查体：神志模糊，血压 230/120mmHg。尿蛋白（＋＋），尿糖（＋）。入院治疗，经处理，血压仍为 202/120 mmHg，且气急不能平卧，心率 108 次/分，早搏 3 次/分，两肺底有湿啰音。

104. 此时正确的治疗是
   A. 毛花苷丙静脉注射　　　　　　　B. 利多卡因静脉滴注
   C. 硝普钠静脉滴注　　　　　　　　D. 普罗帕酮静脉注射
   E. 利尿剂快速静脉注射

105. 该药物使用过程中需要注意的事项不包括
   A. 在避光输液瓶中使用
   B. 使用 5% 葡萄糖注射液配制后保存与应用不应超过 24 小时
   C. 紧急时可静脉注射
   D. 可使用微量输液泵
   E. 左心衰竭伴低血压时须同时加用心肌正性肌力药

106. 肾功能不全而应用该药超过 48 ~ 72 小时者每天须测定血浆中氰化物或硫氰酸盐，保持
   A. 硫氰酸盐不超过 20μg/ml，氰化物不超过 1μmol/ml

B. 硫氰酸盐不超过 $50\mu g/ml$，氰化物不超过 $2\mu mol/ml$

C. 硫氰酸盐不超过 $100\mu g/ml$，氰化物不超过 $3\mu mol/ml$

D. 硫氰酸盐不超过 $200\mu g/ml$，氰化物不超过 $4\mu mol/ml$

E. 硫氰酸盐不超过 $300\mu g/ml$，氰化物不超过 $5\mu mol/ml$

[107 ~ 110]

患者，女，26岁。头晕、乏力，2年来月经量多，浅表淋巴结及肝、脾无肿大，血红蛋白 $62g/L$，白细胞 $7.0\times10^9/L$，血小板 $175\times10^9/L$，血片可见红细胞中心淡染区扩大，网织红细胞计数 0.005。在积极寻找该患者病因，并进行病因治疗外，考虑该患者存在缺铁性贫血的情况，需要补充铁剂。

107. 补充铁剂后，反应治疗效果最早的指标是

    A. 白细胞数量上升   B. 网织红细胞计数上升

    C. 血红蛋白升高   D. 铁蛋白含量升高

    E. 叶酸、维生素 B_{12} 含量升高

108. 可以与铁剂一起服用的是

    A. 果汁   B. 牛奶

    C. 茶   D. 咖啡

    E. 抗酸药

109. 在血红蛋白恢复正常后，仍需继续服用铁剂的时间是

    A. 3 ~ 6 天   B. 3 ~ 6 周

    C. 3 ~ 6 个月   D. 3 ~ 6 年

    E. 终身服用

110. 口服铁剂治疗期间，如有条件进行铁蛋白测定，停药应在血清铁蛋白上升到

    A. 3 ~ 5 $\mu g/L$ B. 10 ~ 15 $\mu g/L$

    C. 20 ~ 30 $\mu g/L$ D. 30 ~ 50 $\mu g/L$

    E. 80 ~ 100 $\mu g/L$

四、多项选择题（共10题，每题1分。每题的备选项中，有2个或2个以上符合题意，错选、少选均不得分）

111. 除晚期中、重度癌痛患者外，使用阿片类药物镇痛时常见的不良反应有

    A. 便秘   B. 精神运动功能受损

    C. 尿潴留   D. 成瘾性

    E. 视觉异常

112. 茶碱及氨茶碱与下列哪些药品合用，可降低茶碱血清浓度

    A. 红霉素   B. 依诺沙星

    C. 苯巴比妥   D. 利福平

    E. 维拉帕米

113. 胃的壁细胞内和胃酸分泌有关的受体包括

    A. 胃泌素受体   B. 组胺 2（H_2）受体

    C. 乙酰胆碱（M）受体   D. 前列腺素 E_2 受体

E. 血管紧张素受体

114. 临床常见的可引起 Q－T 间期延长的药物有

    A. 普鲁卡因胺
                    B. 胺碘酮

    C. 阿奇霉素
                    D. 左氧氟沙星

    E. 酮康唑

115. 注射型铁剂的适应证是

    A. 铁剂服后胃肠道反应严重而不能耐受者

    B. 口服铁剂而不能奏效者

    C. 严重消化道疾病

    D. 不易控制的慢性出血

    E. 妊娠后期严重贫血者

116. 抗组胺药是治疗以下哪些疾病的核心药物和一线药物

    A. 变应性鼻炎
                    B. 过敏性结膜炎

    C. 慢性荨麻疹
                    D. 哮喘

    E. 非过敏性血管性水肿

117. 具有抑制甲状腺功能和致甲状腺肿大作用的药物有

    A. 磺胺嘧啶
                    B. 保泰松

    C. 苯巴比妥
                    D. 维生素 B_{12}

    E. 格列齐特

118. 限制两性霉素 B 使用的不良反应有

    A. 输注相关不良反应
              B. 肾功能损害

    C. 低钾血症
                    D. 血液系统毒性反应

    E. 消化系统反应

119. 与紫杉醇注射液及紫杉醇脂质体相比，白蛋白结合型紫杉醇的优势包括

    A. 临床疗效最优

    B. 要求的持续滴注时间最短

    C. 无须预防用药

    D. 过敏反应、血液毒性、消化道毒性及神经毒性发生率最低

    E. 无须特殊输液器

120. 与雌激素类药物合用，药物疗效降低的有

    A. 抗凝药
                    B. 三环类抗抑郁药

    C. 抗高血压药
                  D. 钙剂

    E. 他莫昔芬

预测试卷（三）

（考试时间 150 分钟）

题型	最佳选择题	配伍选择题	综合分析选择题	多项选择题	总分
题分	40	60	10	10	120
得分					

一、最佳选择题（共 40 题，每题 1 分。每题的备选项中，只有 1 个最符合题意）

1. 属于短效苯二氮䓬类的药物是
   - A. 三唑仑
   - B. 艾司唑仑
   - C. 劳拉西泮
   - D. 氟西泮
   - E. 夸西泮

2. 以下药物可以通过抑制肝药酶 CYP2D6，提高多奈哌齐血药浓度的是
   - A. 伊曲康唑
   - B. 红霉素
   - C. 氟西汀
   - D. 利福平
   - E. 卡马西平

3. 关于普通肝素与低分子肝素特点的描述，错误的是
   - A. 低分子肝素抑制因子 II a 的作用强于因子 X a
   - B. 普通肝素和低分子肝素的作用靶点均是凝血酶 III
   - C. 普通肝素的生物利用度低于低分子肝素
   - D. 普通肝素和低分子肝素的代谢途径不一致
   - E. 普通肝素抗因子 X a 和因子 II a 的效价基本相同

4. 患者，女，43 岁，长期口服阿司匹林。为减少手术中和手术后出血风险，该患者择期手术前需提前停用阿司匹林
   - A. 1～3 天
   - B. 4～6 天
   - C. 7～10 天
   - D. 11～15 天
   - E. 16～20 天

5. 氢氯噻嗪的作用部位是
   - A. 近曲小管
   - B. 髓袢降支粗段
   - C. 髓袢细段
   - D. 髓袢升支粗段
   - E. 远曲小管

6. 使用非那雄胺治疗良性前列腺增生症，获得最大疗效一般需要用药
   - A. 6～12 分钟
   - B. 6～12 小时
   - C. 6～12 天
   - D. 6～12 周
   - E. 6～12 个月

7. 醋酸去氨加压素口服给药的生物利用度为
  A. 0.5%
  B. 5.0%
  C. 25.0%
  D. 50.0%
  E. 75.0%

8. 以下关于抗甲状腺药物的叙述，错误的是
  A. 甲巯咪唑可抑制甲状腺素激素的合成
  B. 甲巯咪唑可阻断甲状腺中和血液循环中已有的 T_4 和 T_3 的作用
  C. 卡比马唑在体内逐渐水解，游离出甲巯咪唑而发挥作用
  D. 卡比马唑的疗效与不良反应优于其他硫脲类药，但不适用于甲状腺危象
  E. 大剂量的碘有抗甲状腺的作用，但服用时间过长可使甲亢病情加重

9. 称为"餐时血糖调节剂"的口服降糖药是
  A. 磺酰脲类胰岛素促泌剂
  B. 非磺酰脲类胰岛素促泌剂
  C. 二肽基肽酶 - 4 抑制剂
  D. 噻唑烷二酮类胰岛素增敏剂
  E. 钠 - 葡萄糖协同转运蛋白 - 2 抑制剂

10. 以下关于胰高血糖素样肽 - 1 受体激动剂使用的描述，错误的是
  A. 目前国内上市的此类药物均需皮下注射
  B. 可与西格列汀联用
  C. 本类药物可减少口服药物的吸收程度和速度
  D. 常见不良反应有胃肠道不适、胰腺炎、体重减轻和过敏反应
  E. 禁用于 1 型糖尿病患者

11. 可以将胆固醇带到肝脏进行分解代谢，从而降低血液中的胆固醇含量的是
  A. LDL
  B. IDL
  C. VLDL
  D. HDL
  E. 甘油三酯

12. 强心苷类药可用于
  A. 合并心室率快的心房颤动者
  B. 预激综合征伴心房颤动或扑动者
  C. 室性心动过速者
  D. 心室颤动者
  E. 急性心肌梗死后患者

13. 患儿，男，8 岁，该患者禁用的非甾体抗炎药是
  A. 尼美舒利
  B. 对乙酰氨基酚
  C. 双氯芬酸
  D. 塞来昔布
  E. 布洛芬

14. 患者，女，33 岁，诊断为痛风性关节炎。该患者处于急性发作期，药师认为现在应禁用抑制尿酸生成药别嘌醇，原因是别嘌醇会
  A. 促进炎性因子表达
  B. 增加细胞液渗出
  C. 加速尿酸形成
  D. 增加 PGI2 表达

E. 促使痛风石溶解，形成不溶性结晶

15. 患者，女，62 岁，COPD 患者。因近来活动耐力下降就诊。对其因迷走神经张力过高所致的气道狭窄，宜选用的药物是

    A. 特布他林   B. 噻托溴铵

    C. 氨茶碱   D. 西替利嗪

    E. 孟鲁斯特

16. 对于伴发应激性溃疡并发症且不能停用 NSAID 者，首选的治疗药物是

    A. 奥美拉唑   B. 西咪替丁

    C. 米索前列醇   D. 铝碳酸镁

    E. 枸橼酸铋钾

17. 米索前列醇的常见不良反应不包括

    A. 腹部绞痛   B. 便秘

    C. 皮疹   D. 头痛

    E. 头晕

18. 关于必需磷脂类保肝药的作用，叙述错误的是

    A. 促进肝细胞膜再生   B. 协调磷脂和细胞膜功能

    C. 降低脂肪浸润   D. 增强细胞膜的防御能力

    E. 对抗氧化剂

19. 患者，女，15 个月，腹泻。禁用的药品是

    A. 双八面体蒙脱石散   B. 双歧三联活菌胶囊

    C. 洛哌丁胺胶囊   D. 地衣芽孢杆菌胶囊

    E. 口服补液盐

20. 几乎完全经粪便排泄的 ARB 药物是

    A. 坎地沙坦   B. 奥美沙坦

    C. 氯沙坦   D. 缬沙坦

    E. 替米沙坦

21. 降钙素的使用时间建议限制在

    A. 2 个月以内   B. 3 个月以内

    C. 4 个月以内   D. 5 个月以内

    E. 6 个月以内

22. 患儿，男，8 岁，静脉滴注美洛西林后立即出现胸闷、气短、呼吸困难，喉头水肿，考虑为青霉素类抗菌药物的过敏反应。按照其发生机制，该患者发生的过敏反应，在分型上属于

    A. Ⅰ型变态反应   B. Ⅱ型变态反应

    C. Ⅲ型变态反应   D. Ⅳ型变态反应

    E. Ⅴ型变态反应

23. 成人使用美罗培南一日剂量不得超过

    A. 3g   B. 4g

    C. 5g   D. 6g

    E. 7g

24. 治疗金黄色葡萄球菌引起的急慢性骨髓炎及关节感染的首选药是

    A. 阿奇霉素   B. 万古霉素

    C. 米诺环素   D. 林可霉素

    E. 美罗培南

25. 目前抗结核药物中具有最强杀菌作用的合成抗菌药是

    A. 异烟肼   B. 利福平

    C. 吡嗪酰胺   D. 乙胺丁醇

    E. 氟喹诺酮类

26. 奥司他韦用于甲型和乙型流感治疗时，理想状态为

    A. 在流感症状开始 36 小时内就应开始治疗

    B. 在流感症状开始 48 小时内就应开始治疗

    C. 在流感症状开始 60 小时内就应开始治疗

    D. 在流感症状开始 72 小时内就应开始治疗

    E. 在流感症状开始 84 小时内就应开始治疗

27. 临床作为控制复发和阻止疟疾传播的首选药是

    A. 磺胺多辛   B. 乙胺嘧啶

    C. 双氢青蒿素   D. 伯氨喹

    E. 奎宁

28. 奥沙利铂治疗过程中，应推迟下一周期用药的白细胞或血小板数值是

    A. 白细胞计数 $\leqslant 4 \times 10^9 / L$ 或血小板 $\leqslant 150 \times 10^9 / L$

    B. 白细胞计数 $\leqslant 3.5 \times 10^9 / L$ 或血小板 $\leqslant 120 \times 10^9 / L$

    C. 白细胞计数 $\leqslant 3 \times 10^9 / L$ 或血小板 $\leqslant 100 \times 10^9 / L$

    D. 白细胞计数 $\leqslant 2.5 \times 10^9 / L$ 或血小板 $\leqslant 75 \times 10^9 / L$

    E. 白细胞计数 $\leqslant 2 \times 10^9 / L$ 或血小板 $\leqslant 50 \times 10^9 / L$

29. 紫杉醇注射液的剂量相关性毒性是

    A. 神经毒性   B. 骨髓抑制

    C. 消化道反应   D. 脱发

    E. 心脏毒性

30. 服用伊马替尼的时间是

    A. 进餐时   B. 睡前

    C. 餐后 2 小时   D. 餐前 1 小时

    E. 清晨

31. 神经毒性最重的铂类化合物是

A. 顺铂   B. 卡铂

C. 奥沙利铂   D. 环磷酰胺

E. 替莫唑胺

32. 属于雌激素受体拮抗剂的抗肿瘤药是

     A. 己烯雌酚   B. 托瑞米芬

     C. 来曲唑   D. 丙酸睾酮

     E. 甲羟孕酮

33. 成人人体每天的水分生理需要量是

     A. 1000～1500ml   B. 1500～2000ml

     C. 2000～2500ml   D. 2500～3000ml

     E. 3000～3500ml

34. 关于维生素的使用，正确的是

     A. 肌内注射维生素 B_1 需做皮肤敏感试验，静脉注射不需要

     B. 维生素 C 以空腹服用为宜

     C. 长期服用维生素 C 应随访监测暗适应试验

     D. 大量应用维生素 E 可致血清胆固醇及三酰甘油降低

     E. 维生素 B_1 大量应用可使尿酸浓度呈假性降低

35. 以下关于中/长链脂肪乳注射液（C8～24）使用的说法，错误的是

     A. 本品不宜与电解质在同一瓶内混合

     B. 含脂肪乳剂的混合输注液最好在 24 小时内均匀输注

     C. 本品不可与其他营养素在混合袋内混合使用

     D. 病人第一天的治疗剂量不宜超过 250ml

     E. 应同时使用糖类输液，糖类输液提供的能量应不少于 40%

36. 关于退乳药溴隐亭的作用特点与临床应用注意的叙述，正确的是

     A. 治疗期间禁止妊娠

     B. 全部经过肝脏代谢，主要经肾脏排泄

     C. 用于治疗闭经或溢乳，可长期使用

     D. 口服后疗效维持 3 小时左右

     E. 口服吸收迅速，但吸收不完全

37. 患者，女，49 岁，使用毛果芸香碱滴眼液后出现流涎、出汗、恶心、呕吐、腹泻等毒性反应，进行对抗治疗使用的药物是

     A. 噻吗洛尔   B. 安普乐定

     C. 阿托品   D. 曲伏噻吗

     E. 卡波姆

38. 患者，男，47 岁，诊断为疥疮，使用林旦治疗。用药后需洗浴，将药液彻底洗去，洗浴的时间是

     A. 用药 3 小时后   B. 用药 6 小时后

     C. 用药 9 小时后   D. 用药 12 小时后

E. 用药 24 小时后

39. 过氧乙酸需要随用随配，若为二元瓶装，配制方法是
    A. 可将 AB 液混合摇匀后放置，在 10 ~ 20 小时内使用
    B. 可将 AB 液混合摇匀后放置，在 10 ~ 20 小时后使用
    C. 可将 AB 液混合摇匀后放置，在 24 ~ 48 小时内使用
    D. 可将 AB 液混合摇匀后放置，在 24 ~ 48 小时后使用
    E. 可将 AB 液混合摇匀后即可使用

40. 关于他扎罗汀治疗银屑病的叙述，错误的是
    A. 不用于 18 岁以下银屑病者
    B. 成人每晚（睡前半小时）1 次，一般 12 周，使用面积应不超过 20% 体表面积
    C. 育龄期妇女用药前 2 周，应进行血清或尿液妊娠试验
    D. 对严重的银屑病效果显著
    E. 局部用他扎罗汀过量，可引起皮肤剥离

二、配伍选择题（共 60 题，每题 1 分。题目分为若干组，每组题目对应同一组备选项，备选项可重复选用，也可不选用。每题只有 1 个备选项最符合题意）

[41 ~ 43]
    A. 帕罗西汀
    B. 度洛西汀
    C. 马普替林
    D. 吗氯贝胺
    E. 氯米帕明

41. 属于选择性 5 - 羟色胺再摄取抑制剂的是
42. 属于 5 - HT 及去甲肾上腺素再摄取抑制剂的是
43. 属于单胺氧化酶抑制剂的是

[44 ~ 46]
    A. 左旋多巴
    B. 托卡朋
    C. 苯海索
    D. 司来吉兰
    E. 金刚烷胺

44. 帕金森病对症治疗最有效的药物是
45. 治疗帕金森病时，单用无效的 COMT 抑制剂是
46. 对经治疗后仍有持续性震颤的较晚期帕金森病患者也有用的抗胆碱能药是

[47 ~ 49]
    A. 对乙酰氨基酚
    B. 吲哚美辛
    C. 布洛芬
    D. 双氯芬酸
    E. 美洛昔康

47. 对造血系统有抑制作用的是
48. 起效迅速，可用于痛经及拔牙后止痛的是
49. 以上药物，出现胃肠道溃疡及出血风险最低的是

[50 ~ 51]
    A. 多索茶碱
    B. 孟鲁司特

C. 福莫特罗　　　　　　　　　D. 异丙托溴铵

E. 布地奈德

50. 可与吸入性糖皮质激素合用的长效 β₂ 受体激动剂是

51. 可与短效 β₂ 受体激动剂沙丁胺醇组成复方气雾剂的 M 胆碱受体拮抗剂是

[52 ~ 53]

A. 在胃内直接中和胃酸

B. 竞争性拮抗胃壁细胞 H_2 受体

C. 不可逆抑制 $H^+ - K^+ - ATP$ 酶活性

D. 激动前列腺素 E_2 受体

E. 竞争胃壁细胞膜腔面的钾离子

52. 伏诺拉生发挥抑酸作用的主要作用机制是

53. 米索前列醇发挥抑酸作用的主要作用机制是

[54 ~ 55]

A. 全血细胞计数和肝功能

B. 全血细胞计数和尿常规

C. 全血细胞计数和肺功能

D. 血脂水平和血糖水平

E. 全血细胞计数和心脏功能

54. 使用柳氮磺吡啶需要监测的是

55. 使用美沙拉秦需要监测的是

[56 ~ 58]

A. Ang Ⅰ　　　　　　　　　　B. AT₁

C. 缓激肽　　　　　　　　　　D. Ang Ⅱ

E. ACE

56. 福辛普利的作用靶点是

57. 奥美沙坦的作用靶点是

58. 卡托普利可引起干咳，是因为该药使体内堆积的物质是

[59 ~ 61]

A. 胺碘酮　　　　　　　　　　B. 布美他尼

C. 硫酸镁　　　　　　　　　　D. 四环素

E. 普罗帕酮

59. 因抑制 P - gp 使地高辛浓度增加 70% ~ 100% 的是

60. 可以引起低钾血症和低镁血症，增加洋地黄中毒危险的是

61. 因改变肠道内寄生菌群的生长，使迟缓真杆菌的转化作用受到抑制，导致地高辛的生物利用度和血清药物浓度增加的是

[62 ~ 64]

A. 利伐沙班　　　　　　　　　B. 华法林

C. 达比加群　　　　　　　　　D. 低分子量肝素

E. 磺达肝癸

62. 唯一可口服的直接凝血酶抑制剂是

63. 可口服的直接因子Ⅹa抑制剂是

64. 可减少凝血因子Ⅱ、Ⅶ、Ⅸ、Ⅹ合成的是

[65~67]

  A. 0.4mg   B. 15~30mg

  C. 5~15mg   D. 1mg

  E. 1~5mg

65. 口服叶酸预防胎儿先天性神经管畸形，育龄妇女从妊娠起至妊娠后三个月末一日一次，一次

66. 治疗巨幼细胞贫血，成人口服叶酸每日剂量为

67. 治疗巨幼细胞贫血，儿童口服叶酸每日剂量为

[68~70]

  A. 考来烯胺   B. 胺碘酮

  C. 多巴胺   D. 拟交感药

  E. 二甲双胍

68. 与吲达帕胺合用易出现乳酸酸中毒的是

69. 减少胃肠道对氢氯噻嗪的吸收，应在口服该药1小时前或4小时后服用氢氯噻嗪，该药是

70. 与吲达帕胺合用，可导致心律失常的是

[71~73]

  A. 骨质疏松症   B. Cushing综合征体型

  C. 青光眼   D. 胰腺炎

  E. 消化性溃疡

71. 属于糖皮质激素早期治疗常见的不良反应是

72. 属于持续大剂量应用糖皮质激素引起的不良反应是

73. 属于糖皮质激素引起的隐匿或延迟不良反应与并发症的是

[74~76]

  A. 维生素D   B. 钙剂

  C. 阿仑膦酸钠   D. 铁剂

  E. 唑来膦酸钠

74. 注射使用可致"类流感样"反应，且需讨论患者发生颌骨坏死危险因素的药物是

75. 鲑降钙素对骨质疏松症进行治疗期间，为防继发性甲状旁腺功能亢进需要补充

76. 与鲑降钙素合用，有可能急速降血钙，出现严重低钙血症的是

[77~79]

  A. 氨苄西林   B. 青霉素V

  C. 苯唑西林   D. 哌拉西林

  E. 天然青霉素

77. 属于耐青霉素酶类青霉素，对产青霉素酶的金黄色葡萄球菌有较好作用的是

78. 属于广谱青霉素，主要作用于对青霉素敏感的革兰阳性菌以及部分革兰阴性杆菌的是

79. 属于抗铜绿假单胞菌青霉素，对革兰阳性菌的作用较天然青霉素或氨基青霉素为差，但对某些革兰阴性杆菌包括铜绿假单胞菌有抗菌活性的是

[80 ~ 82]

 A. 红霉素   B. 克拉霉素

 C. 两性霉素 B   D. 阿奇霉素

 E. 替加环素

80. 易被胃酸破坏，口服吸收少，故临床一般服用其肠衣片或酯化物的是

81. 其缓释混悬液制剂应空腹服用的是

82. 其缓释片剂应与食物同服的是

[83 ~ 85]

 A. 可增加抗胆碱药发生不良反应的危险

 B. 增加中枢神经系统毒性（建议避免合用）

 C. 增加肾毒性

 D. 增加发生锥体外系不良反应的风险

 E. 增加肝毒性

83. 金刚烷胺与多潘立酮合用

84. 金刚烷胺和美金刚合用

85. 金刚烷胺与阿托品合用

[86 ~ 87]

 A. 三苯双脒   B. 葡萄糖酸锑钠

 C. 伯氨喹   D. 氯硝柳胺

 E. 双碘喹啉

86. 对钩虫皮下组织的超微结构破坏严重，导致细胞核消失或破坏、线粒体消失，对其肠管中心层线粒体等结构均有破坏，从而产生驱虫作用的药物是

87. 抑制绦虫细胞内线粒体的氧化磷酸化过程，高浓度时可抑制虫体呼吸并阻断对葡萄糖的摄取，从而使之发生变质的药物是

[88 ~ 90]

 A. 奥美拉唑   B. 地塞米松

 C. 西咪替丁   D. 苯海拉明

 E. 对乙酰氨基酚

88. 为预防紫杉醇注射液的过敏反应，在治疗前 12 小时及 6 小时应口服

89. 为预防紫杉醇注射液的过敏反应，治疗前 30 ~ 60 分钟应肌内注射

90. 为预防紫杉醇注射液的过敏反应，治疗前 30 ~ 60 分钟应静脉注射

[91 ~ 93]

 A. 孟鲁司特   B. 色甘酸钠

 C. 苯海拉明   D. 地氯雷他定

 E. 塞曲司特

91. 属于第二代抗组胺药的是

92. 属于肥大细胞稳定剂的是

93. 属于白三烯受体拮抗剂的是

[94～95]

    A. 一般每日 20mg，待疼痛及出血停止后减为每日 10mg

    B. 自妊娠开始，一次 5～10mg，每周 2～3 次

    C. 一日 10mg，连用 5～10 日。如在用药期间月经来潮，应立即停药

    D. 在预计月经来潮前 8～10 日，每日肌内注射，一日 10mg，共 6～8 日

    E. 与雌激素联合应用，每日 100mg，连续使用 25 日

94. 黄体酮肌内注射用于先兆流产的用法用量是

95. 黄体酮肌内注射用于功能失调性子宫出血的用法用量是

[96～98]

    A. 戈那瑞林   B. 溴隐亭

    C. 绒促性素   D. 双炔失碳酯

    E. 缩宫素

96. 对女性能促进和维持黄体功能使黄体合成孕激素，对男性能使垂体功能不足者的睾丸产生雄激素，促使睾丸下降和男性第二性征的发育，从妊娠期妇女尿中提取的促性腺激素类药物是

97. 用于引产、催产、产后及流产后因宫缩无力或缩复不良而引起的子宫出血的药物是

98. 无孕激素活性具有抗着床作用的避孕药是

[99～100]

    A. 弱效   B. 中效

    C. 强效   D. 超强效

    E. 无效

99. 1.0% 醋酸氢化可的松制剂的作用强度是

100. 0.025% 哈西奈德制剂的作用强度是

三、综合分析选择题（共 10 题，每题 1 分。题目分为若干组，每组题基于同一个临床情景、病例、实例或者案例的背景信息逐题展开。每题的备选项中，只有 1 个最符合题意）

[101～103]

    聚乙二醇洛塞那肽注射液说明书的部分内容节选如下，请结合问题作答。

    1. 适应证：本品配合饮食控制和运动，单药或与二甲双胍联合，用于改善成人 2 型糖尿病患者的血糖控制。

    2. 用法用量

    （1）单药治疗：

    对于饮食控制和运动基础上血糖控制不佳的患者，本品推荐起始剂量为 0.1mg，每周（7 天）一次腹部皮下注射，如血糖控制效果不满意，可增加到 0.2mg，每周一次。

    （2）联合治疗：

    对于二甲双胍基础用药血糖控制不佳的患者，本品推荐剂量为 0.1mg，每周一次。

应每周（7天）给药一次，可以在一天中任何时间（进餐前或进餐后）使用。忘记注射时，如果与下次计划注射时间超过3天，可以立即给予补充注射；如果与下次计划注射时间少于或等于3天，则无需补充注射。两针之间应至少间隔3天。改变给药计划后应重新调整注射时间表。

不能静脉或肌内注射。建议经常变换腹部注射部位，避免长期注射腹部同一部位。

每次注射前应检查药品，如注射液出现颗粒或溶液出现浑浊不透明，切勿使用。

针对预灌封注射器的使用说明：注射时，一手拇指和示指轻轻将注射部位的皮肤及皮下脂肪提起，另一手持注射器，针头斜面向上，与皮肤保持30°～40°倾斜角度或垂直快速刺入皮下（低体重患者建议30°～40°角进针）。进针尝试根据皮下脂肪厚度，通常针头刺入深度为0.5～1.0cm，回抽无回血后注入药液。

针对笔式注射器的使用说明：市售的胰岛素注射笔不适用于本品，本品需装配于配套的笔式注射器中使用。

特殊人群用药说明：肾功能不全患者：轻度肾功能不全患者无需调整剂量，中度肾功能不全患者如需使用应降低剂量。本品未在重度肾功能不全患者中开展研究。尚无肝功能不全患者临床数据。老年人用药剂量无需调整。不建议18岁以下患者使用本品。

3. 不良反应：临床研究显示本品主要的不良反应为胃肠道不良反应，这与胰高血糖素样肽－1（GLP－1）受体激动剂的药理作用机制有关。胃肠道不良反应主要为：恶心、呕吐、腹泻等，但发生率均较低，而且多为一过性，严重程度多为轻中度，无重度不良反应。临床试验中，有低血糖事件发生，但是发生率较低。

4. 禁用于甲状腺髓样癌、甲状腺髓样癌家族史或有多发性内分泌肿瘤综合征2型（MEN－2）的患者。对聚乙二醇洛塞那肽或本品中任何组分既往有严重过敏反应的患者禁用。

5. 注意事项

（1）甲状腺髓样癌（MTC）：临床前动物试验中发现本品高剂量下可致大鼠甲状腺C细胞腺瘤。虽然在本品临床试验中未发现与甲状腺C细胞相关的不良反应，而且无充分证据表明本品会导致人体甲状腺C细胞肿瘤的发生，包括MTC，但仍然建议有甲状腺髓样癌、甲状腺髓样癌家族史或有多发性内分泌肿瘤综合征2型（MEN－2）的患者禁用本品。

（2）急性胰腺炎：因GLP－1受体激动剂类药物有少数急性胰腺炎不良事件报告，如果患者有明确的胰腺炎病史，不建议使用本品。如接受本品治疗的患者出现剧烈的腹痛并伴有呕吐时，应该怀疑有发生急性胰腺炎的可能，需立即停止使用本品，并同时进行确诊检查及适时的治疗。本品在1200多例受试者中进行过临床试验，仅二甲双胍合并治疗试验中报告1例急性胰腺炎严重不良事件，该受试者为0.2mg剂量组，在急性胰腺炎发作前有暴饮暴食的病史，因此判断与研究药物可能无关。

（3）因本品主要不良反应为胃肠道不良反应，包括：恶心、呕吐和腹泻，因此不建议有严重胃肠道疾病患者使用本品。

（4）对驾驶和机械操作能力的影响：尚未研究本品对驾驶和机械操作能力的影响。应告知患者在驾驶和操作机械时预防低血糖发生。

（5）过敏反应：未在临床研究中发现有过敏反应；如果在使用本品时出现过敏反应，应立即停止使用并给予医学对症处理。

（6）本品不得用于1型糖尿病患者或治疗糖尿病酮症酸中毒。

（7）建议在中度肾功能不全（肌酐清除率＜60ml/min）患者使用本品时降低剂量，当中度肾功能不全患者使用本品时，从0.1mg上升到0.2mg剂量时需慎重。因未在重度（肌酐清除率＜30ml/min）及终末期肾功能不全受试者中进行研究，因此不建议在上述患者中使用本品。

（8）本品尚无肝功能不全患者中研究数据，不建议肝功能异常患者使用。对于长期使用本品的患者应关注肝功能和脂质代谢的影响。

6. 药物相互作用

（1）关于胃排空：GLP-1受体激动剂类药物通常有延缓胃排空的作用，但同类药物的胃排空试验没有检测到GLP-1对口服药物吸收有任何临床相关程度的影响，因而本品未进行专门的胃排空试验。对于接受需经胃肠道快速吸收的口服药物的患者，建议谨慎使用。对于一些延长释放制剂，胃部停留时间延长所致的释放增加可能会略增加药物暴露。

（2）在健康受试者中分别进行了本品与地高辛、华法林和辛伐他汀的药物间相互作用研究。在这些试验中，本品对上述药物的药代动力学不存在具有临床意义的影响，地高辛、华法林和辛伐他汀在临床上与本品合并使用时无需调整剂量。

101. 根据说明书判断，以下聚乙二醇洛塞那肽注射液使用方法正确的是

    A. 患者，男，47岁，诊断为2型糖尿病，每周肌内注射1次，每次0.1mg

    B. 患者，男，47岁，诊断为2型糖尿病，每周皮下注射1次，每次0.1mg

    C. 患者，男，47岁，诊断为糖尿病酮症酸中毒，0.2mg皮下注射1次

    D. 患者，男，47岁，诊断为2型糖尿病，使用二甲双胍控制不佳，加用该药，每周皮下注射1次，每次0.2mg

    E. 患者，男，47岁，诊断为1型糖尿病，既往使用胰岛素治疗，更换为该药治疗

102. 聚乙二醇洛塞那肽注射液可以应用的人群是

    A. 甲状腺髓样癌患者   B. 急性胰腺炎患者

    C. 严重胃肠道疾病患者   D. 18岁以下患者

    E. 正在使用地高辛、华法林或辛伐他汀的患者

103. 可以使用，但需要调整聚乙二醇洛塞那肽注射液剂量的情况是

    A. 轻度肾功能不全患者   B. 中度肾功能不全患者

    C. 重度肾功能不全患者   D. 肝功能不全患者

    E. 老年人

[104～107]

患者，男，56岁，有高血压病史4年。体检：血压156/96mmHg，心率83次/分，无主动脉狭窄，有哮喘病史。医师处方依那普利控制血压。

104. 该患者若长期服用依那普利片，除应监测血压、心、肾功能外，还应监测的指标是

    A. 血钾   B. 血钠

    C. 血钙   D. 血氯

    E. 血镁

105. 该患者用药过程中可能发生的典型不良反应是

    A. 低血糖   B. 光过敏

C. 干咳　　　　　　　　　　　D. 水肿

E. 口干

106. 若患者出现上述不良反应后不能耐受者可改用
    A. 氨氯地平　　　　　　　　　B. 缬沙坦
    C. 吲达帕胺　　　　　　　　　D. 美托洛尔
    E. 呋塞米

107. 患者卡托普利已达指南推荐剂量，心率为 79 次/分，拟降低心率，可使用
    A. 卡托普利　　　　　　　　　B. 美托洛尔
    C. 伊伐布雷定　　　　　　　　D. 沙库巴曲缬沙坦
    E. 达格列净

[108 ~ 110]

患儿，男，5 岁，体重 25kg，有癫痫病史。因急性胆囊炎合并腹腔感染住院治疗，体征和实验室检查：白细胞计数 $15.8 \times 10^9/L$，体温 39.5℃，肝、肾功能正常，医师处方美罗培南静脉滴注（说明书规定儿童剂量为一次 20mg/kg）。

108. 患儿应用美罗培南的合理用法是
    A. 0.5g，qd　　　　　　　　　B. 0.5g，q12h
    C. 0.5g，q8h　　　　　　　　　D. 0.5g，q4h
    E. 0.5g，qod

109. 若疗程较长，有可能导致维生素缺乏症，应适时补充的维生素是
    A. 维生素 A　　　　　　　　　B. 维生素 E
    C. 维生素 C　　　　　　　　　D. 维生素 D
    E. 维生素 K

110. 用药过程中，应密切监测的不良反应是
    A. 前庭神经功能障碍　　　　　B. 承重关节损伤
    C. 日光性皮炎　　　　　　　　D. 视网膜神经炎
    E. 中枢神经系统症状

四、多项选择题（共 10 题，每题 1 分。每题的备选项中，有 2 个或 2 个以上符合题意，错选、少选均不得分）

111. 以下药物与单胺氧化酶抑制剂合用可引起严重不良反应的是
    A. 阿米替林　　　　　　　　　B. 马普替林
    C. 可待因　　　　　　　　　　D. 西酞普兰
    E. 米氮平

112. 以下过敏介质阻释剂中，属于 H_1 受体拮抗剂的有
    A. 色甘酸钠　　　　　　　　　B. 酮替芬
    C. 曲尼司特　　　　　　　　　D. 西替利嗪
    E. 氯雷他定

113. 降低米索前列醇腹泻发生风险的措施包括

A. 单次剂量不超过 0.2mg
B. 减少饮水量
C. 与食物一起服用
D. 避免使用含镁的抗酸剂
E. 避免使用含铝的抗酸剂

114. 羟甲基戊二酰辅酶 A 还原酶抑制剂的作用包括
A. 减少心血管内皮过氧化，减少血管内皮炎症和内皮素生成
B. 稳定或缩小动脉粥样硬化的脂质斑块
C. 减少脑卒中和心血管事件
D. 抑制血小板聚集
E. 降低血清胰岛素，改善胰岛素抵抗

115. 普通肝素作用的凝血因子有
A. 凝血因子 IIa
B. 凝血因子 IXa
C. 凝血因子 Xa
D. 凝血因子 XIa
E. 凝血因子 XIIa

116. 治疗良性前列腺增生症用药中，易发生直立性低血压的有
A. 特拉唑嗪
B. 多沙唑嗪
C. 阿夫唑嗪
D. 坦索罗辛
E. 赛洛多辛

117. 二甲双胍的特点包括
A. 对体重无影响
B. 单药不显著增加低血糖风险
C. 具有明确的心血管保护作用
D. 提高外周组织（肌肉、脂肪）胰岛素的敏感性
E. 提高肠道胰高血糖素样肽 - 1（GLP - 1）水平

118. 与磺胺类药物存在交叉过敏的药物有
A. 呋塞米
B. 瑞格列奈
C. 氢氯噻嗪
D. 格列美脲
E. 乙酰唑胺

119. 用于非小细胞肺癌的酪氨酸激酶抑制剂有
A. 吉非替尼
B. 厄洛替尼
C. 伊马替尼
D. 贝伐珠单抗
E. 利妥昔单抗

120. 长期给予孕激素类药物时，注意事项包括
A. 检查肾功能
B. 乳房检查
C. 应按 28 天周期计算孕激素的用药日期
D. 不宜吸烟
E. 检查肝功能

预测试卷（四）

（考试时间 150 分钟）

题型	最佳选择题	配伍选择题	综合分析选择题	多项选择题	总分
题分	40	60	10	10	120
得分					

一、最佳选择题（共 **40** 题，每题 **1** 分。每题的备选项中，只有 **1** 个最符合题意）

1. 属于长春新碱的剂量限制性毒性的表现是
   - A. 手足麻木
   - B. 白细胞减少
   - C. 呕吐
   - D. 脱发
   - E. 心电图异常

2. 单克隆抗体的常见不良反应是
   - A. 过敏样反应
   - B. 心脏毒性
   - C. 骨髓抑制
   - D. 肝毒性
   - E. 神经毒性

3. 一般补钾速度不超过
   - A. 0.75mg/min
   - B. 0.75mg/h
   - C. 0.75g/min
   - D. 0.75g/h
   - E. 0.75g/d

4. 以肠内营养乳剂（TPF-D）作为唯一营养来源的患者，推荐剂量为一日
   - A. 10ml/kg
   - B. 20ml/kg
   - C. 30ml/kg
   - D. 40ml/kg
   - E. 50ml/kg

5. 葡萄糖和胰岛素一起静脉滴注用于治疗高钾血症，用法用量为
   - A. 每 0.5~1g 葡萄糖加入胰岛素 1U
   - B. 每 2~4g 葡萄糖加入胰岛素 1U
   - C. 每 8~15g 葡萄糖加入胰岛素 1U
   - D. 每 20~30g 葡萄糖加入胰岛素 1U
   - E. 每 50~100g 葡萄糖加入胰岛素 1U

6. LMWHs 的效价 U 均指
   - A. 抗 II a 的活性
   - B. 抗 IX a 的活性
   - C. 抗 X a 的活性
   - D. 抗 XI a 的活性
   - E. 抗 XII a 的活性

7. 对小肠和结肠平滑肌无明显作用的促胃肠动力药是
   - A. 多潘立酮
   - B. 甲氧氯普胺
   - C. 西沙必利
   - D. 伊托必利

E. 莫沙必利

8. 有吗氯贝胺用药史的患者，如需用芬太尼进行术后镇痛，正确的用法是
   A. 可在停用吗氯贝胺后正常给药
   B. 需停用吗氯贝胺 3 日以上方可给药
   C. 需在停用吗氯贝胺 7 日以上方可给药，而且应先试用小剂量（1/4 常用量）
   D. 需在停用吗氯贝胺 14 日以上方可给药，而且应先试用小剂量（1/2 常用量）
   E. 需在停用吗氯贝胺 14 日以上方可给药，而且应先试用小剂量（1/4 常用量）

9. 患者，男，81 岁。诊断为帕金森病，医生开具药物治疗。患者用药 3 天后发现小便变为红棕色，可能应用的药物是
   A. 苯海索   B. 恩他卡朋
   C. 金刚烷胺   D. 卡比多巴
   E. 司来吉兰

10. 以下抗炎作用最弱的 NSAID 是
    A. 吲哚美辛   B. 吡罗昔康
    C. 布洛芬   D. 对乙酰氨基酚
    E. 塞来昔布

11. 患者，男，39 岁。因关节痛就诊，诊为痛风，患者既往肾结石病史，医生在开具治疗药物时应避免的是
    A. 非布司他   B. 苯溴马隆
    C. 秋水仙碱   D. 别嘌醇
    E. 碳酸氢钠

12. 连续应用白三烯受体拮抗剂治疗哮喘，显效的时间是
    A. 1 周   B. 2 周
    C. 3 周   D. 4 周
    E. 5 周

13. 与雷尼替丁合用时，普萘洛尔的作用时间延长，是因为雷尼替丁
    A. 减少肾血流量   B. 促进利多卡因吸收
    C. 减少肝血流量   D. 有药效上的协同作用
    E. 抑制肝药酶

14. 在服用叶酸、维生素 B_{12} 治疗巨幼细胞贫血后，尤其是严重病例在血红蛋白恢复正常时，应注意补充
    A. 钾   B. 钠
    C. 镁   D. 钙
    E. 磷

15. 吲达帕胺发挥利尿作用用于治疗原发性高血压时，用药时间最好为
    A. 每天早晨   B. 每天中午
    C. 每天下午   D. 每天晚上

E. 每天睡前

16. 膀胱过度活动症的一线治疗是
    A. M 胆碱受体拮抗剂
    B. β_3 - 肾上腺素受体激动剂
    C. A 型肉毒毒素注射
    D. β_3 - 肾上腺素受体拮抗剂
    E. 以行为治疗为主的非药物治疗

17. 人体糖皮质激素的分泌具昼夜节律性，分泌低潮时间是
    A. 上午 8 时
    B. 中午 12 时
    C. 下午 3 时
    D. 下午 6 时
    E. 午夜 12 时

18. 皮下注射给药，药动学上没有峰值的长效胰岛素类似物是
    A. 门冬胰岛素
    B. 赖脯胰岛素
    C. 谷赖胰岛素
    D. 德谷胰岛素
    E. 地特胰岛素

19. 单用可引起低血糖的口服降糖药是
    A. 二甲双胍
    B. 阿卡波糖
    C. 罗格列酮
    D. 格列美脲
    E. 西格列汀

20. 不属于钙剂使用禁忌的是
    A. 有肾功能不全的低钙血症患者
    B. 肾结石病史者
    C. 结节病患者
    D. 服用强心苷类药物期间
    E. 服用氧化镁等有轻泻作用的抗酸剂期间

21. 基于甲状旁腺激素研发出的促进骨形成的药物是
    A. 依普黄酮
    B. 特立帕肽
    C. 雷洛昔芬
    D. 唑来膦酸
    E. 奥利司他

22. 头孢菌素为时间依赖性抗菌药物，血浆半衰期较短，几乎无抗生素后效应，抗菌活性与细菌接触药物的时间长短密切相关，头孢菌素显示满意的杀菌效果需 %T > MIC 至少达到
    A. 30% ~40%
    B. 40% ~50%
    C. 50% ~60%
    D. 60% ~70%
    E. 70% ~80%

23. 以下关于氨基糖苷类的作用特点，说法正确的是
    A. 口服给药可治疗全身性感染
    B. 只对繁殖期细菌有杀菌作用
    C. 在酸性环境中抗菌作用增强
    D. 日剂量一次给药可达到满意杀菌效果
    E. 无抗生素后效应

24. 患者，男，11 岁，体重 35kg。因过敏性鼻炎遵医嘱服用氯雷他定，正确的用法用量为
    A. 一日 1 次，一次 5mg
    B. 一日 2 次，一次 5mg
    C. 一日 1 次，一次 10mg
    D. 一日 2 次，一次 10mg

E. 氯雷他定禁用于 12 岁以下儿童

25. 伊曲康唑与肝药酶的关系是
    A. CYP3A4 酶的抑制剂
    B. CYP3A4 酶的诱导剂
    C. 伊曲康唑主要经 CYP1A2 酶代谢
    D. 伊曲康唑主要经 CYP2C9 酶代谢
    E. 伊曲康唑主要经 CYP3A5 酶代谢

26. 关于索磷布韦维帕他韦使用的叙述，错误的是
    A. 用于初治和复治的非肝硬化及肝硬化患者，不需要联合使用利巴韦林
    B. 肝功能不全患者需调整给药剂量
    C. 轻度或中度肾功能损害患者无需调整剂量
    D. 头痛、疲劳和恶心是接受 12 周药物治疗患者中发生的最常见不良事件
    E. 开始治疗前应对所有患者进行当前或既往乙型肝炎病毒（HBV）感染迹象检测

27. 乙胺嘧啶 25mg/d 连续服用 1 个月以上可出现缺乏
    A. 烟酸   B. 叶酸
    C. 维生素 C   D. 维生素 E
    E. 维生素 K

28. 依托泊苷注射液不得用于儿童肌内注射，这是因为含有
    A. 甲醇   B. 乙醇
    C. 乙酸   D. 苯甲醇
    E. 乙酸乙酯

29. 甲氨蝶呤大剂量疗法静脉滴注时间
    A. 无限制   B. 不宜少于 3 小时
    C. 不宜超过 3 小时   D. 不宜少于 6 小时
    E. 不宜超过 6 小时

30. 属于抗雄激素类，可用于晚期前列腺癌治疗的药品是
    A. 他莫昔芬   B. 托瑞米芬
    C. 氟他胺   D. 己烯雌酚
    E. 甲羟孕酮

31. 长期服用可导致结肠黑变病的药物是
    A. 大黄   B. 聚乙二醇
    C. 乳果糖   D. 液状石蜡
    E. 多库酯钠

32. 患者，女，49 岁，诊断为溃疡性结肠炎，使用柳氮磺吡啶治疗。使用该药物期间建议该患者补充
    A. 维生素 K   B. 钙
    C. 维生素 B_6 D. 叶酸

E. 维生素 C

33. 以下 CCB 类药物均可一天一次给药，除了
    A. 氨氯地平
    B. 左旋氨氯地平
    C. 硝苯地平
    D. 乐卡地平
    E. 拉西地平

34. 患者，女，48 岁，诊断为高胆固醇血症。使用阿托伐他汀治疗，服用该药的时间最好是
    A. 早晨空腹服用
    B. 早餐后服用
    C. 午餐后服用
    D. 下午四点服用
    E. 晚餐后服用

35. 沙库巴曲属于
    A. 血管紧张素受体拮抗剂
    B. β 受体拮抗剂
    C. 血管紧张素 I 转化酶抑制剂
    D. 羟甲戊二酰辅酶 A 还原酶抑制剂
    E. 脑啡肽酶抑制剂

36. 米非司酮与前列腺素药物序贯合并使用，用于早孕者终止妊娠，停经时间不应超过
    A. 14 天
    B. 21 天
    C. 35 天
    D. 42 天
    E. 49 天

37. 患者，男，37 岁，因反酸、烧心，拟进行胃镜检查。胃镜检查前，用于表面麻醉和润滑的局部麻醉药是
    A. 普鲁卡因
    B. 西地碘
    C. 利多卡因
    D. 布地奈德
    E. 丁卡因

38. 炎性痤疮首选的外用抗菌用药是
    A. 壬二酸
    B. 红霉素
    C. 林可霉素
    D. 夫地西酸
    E. 过氧苯甲酰

39. 婴儿尿布皮炎外用激素制剂，应限制在
    A. 1 日内
    B. 1 ~ 3 日内
    C. 3 ~ 5 日内
    D. 5 ~ 7 日内
    E. 1 ~ 2 周内

40. 关于消毒防腐药的作用特点，错误的是
    A. 70% ~ 75% 乙醇比 90% 的杀菌效果要高
    B. 苯酚的甘油剂和油溶液比水溶液杀菌效果要高
    C. 苯甲酸在微酸性环境下比在碱性环境中有效
    D. 三氯叔丁醇制剂的 pH 不能超过 5
    E. 重金属盐类药物在病变部位有大量脓血等蛋白质分泌物时杀菌效能会减弱

二、配伍选择题（共60题，每题1分。题目分为若干组，每组题目对应同一组备选项，备选项可重复选用，也可不选用。每题只有1个备选项最符合题意）

[41～43]

    A. 1周   B. 2周   C. 3周

    D. 4周   E. 5周

41. 停用氟西汀后需间隔多长时间才能换用吗氯贝胺

42. 停用帕罗西汀后需间隔多长时间才能换用吗氯贝胺

43. 停用吗氯贝胺后需间隔多长时间才能换用氟西汀

[44～46]

    A. 吡拉西坦   B. 倍他司汀   C. 多奈哌齐

    D. 丁苯酞   E. 尼麦角林

44. 在临床主要用于内耳眩晕症，亦可用于脑动脉硬化、缺血性脑血管疾病及高血压所致直立性眩晕、耳鸣的药物是

45. 主要用于治疗轻、中度急性缺血性脑卒中的药物是

46. 主要用于急、慢性脑血管疾病和代谢性脑供血不足的药物是

[47～49]

    A. 抑制粒细胞浸润炎症反应   B. 抑制尿酸生成

    C. 促进尿酸排泄   D. 促进尿酸分解

    E. 与尿酸结合

47. 别嘌醇的作用机制是

48. 秋水仙碱的作用机制是

49. 丙磺舒的作用机制是

[50～51]

    A. 右美沙芬   B. 氯化铵   C. 可待因

    D. 苯丙哌林   E. 羧甲司坦

50. 具有成瘾性，尤其适合于伴有胸痛的剧烈干咳的中枢性镇咳药是

51. 没有成瘾性，兼有中枢和外周镇咳作用的药品是

[52～53]

    A. 具有高度选择性的钙拮抗剂，通过抑制钙离子流入肠道平滑肌细胞，防止肌肉过度收缩而达到解痉作用，能消除肠壁平滑肌高反应性，并增加肠道蠕动能力

    B. 通过抑制磷酸二酯酶，增加细胞内环磷酸腺苷的水平，抑制肌球蛋白轻链肌酶，使平滑肌舒张，从而解除痉挛

    C. M胆碱受体拮抗剂，具有松弛胃肠平滑肌作用，从而解除平滑肌痉挛，缓解或消除胃肠平滑肌痉挛所致的绞痛

    D. 选择性5－HT$_4$受体激动剂，通过兴奋胃肠道胆碱能中间神经元及肌间神经丛的5－HT$_4$受体，促进乙酰胆碱的释放，从而增强上消化道（胃和小肠）运动

    E. 兼有中枢和外周多巴胺D$_2$受体抑制作用，有胃肠道兴奋作用，可促进胃肠蠕动

52. 解痉药匹维溴铵的作用机制是

53. 解痉药罂粟碱的作用机制是

[54~55]

    A. 228mg   B. 456mg   C. 912mg

    D. 1368mg   E. 1824mg

54. 患儿，男，13 岁，口服多烯磷脂酰胆碱每日剂量不能超过

55. 患者，男，25 岁，口服多烯磷脂酰胆碱每日剂量不能超过

[56~58]

    A. 血管神经性水肿   B. 低血压   C. 干咳

    D. 血钾升高   E. 血钾降低

56. 卡托普利的严重不良反应是

57. 卡托普利的最常见不良反应为

58. 长期应用卡托普利有可能导致的电解质紊乱是

[59~61]

    A. 苯妥英钠   B. 利尿剂   C. 氯化钾、葡萄糖注射液

    D. 阿托品   E. 高渗氯化钠注射液

59. 对地高辛轻度中毒者可及时停药及使用

60. 对地高辛中毒出现严重心律失常者可静脉滴注

61. 对地高辛中毒出现异位心律者可静脉注射

[62~64]

    A. 阿哌沙班   B. 华法林   C. 达比加群

    D. 肝素   E. 利伐沙班

62. 需要与食物同服的直接口服抗凝药是

63. 禁用于肝功能中度不全患者的直接口服抗凝药是

64. 用药过程中不需要关注 CYP3A4 相关药物相互作用的直接口服抗凝药是

[65~67]

    A. 建议首次剂量300mg，嚼碎后服用以快速吸收，以后每天 75~100mg 维持

    B. 每天 75~150mg

    C. 每天 100~200mg

    D. 每天 75~100mg

    E. 发病后尽早服用司匹林 150~300mg/d

65. 患者，男，40 岁，用于该患者降低急性心肌梗死疑似患者的发病风险时，阿司匹林的用法用量为

66. 患者，女，53 岁，用于该患者脑卒中的二级预防时，阿司匹林的用法用量为

67. 患者，男，51 岁，用于该患者降低稳定型和不稳定型心绞痛患者的发病风险时，阿司匹林的用法用量为

[68~70]

    A. 托拉塞米   B. 氨苯蝶啶   C. 依普利酮

    D. 吲达帕胺   E. 甘油果糖

68. 属于醛固酮受体拮抗剂的是

69. 属于肾小管上皮 Na^+ 通道抑制剂的是

70. 属于渗透性利尿药的是

[71 ~ 73]

    A. 4μg/kg   B. 5μg/kg

    C. 6μg/kg   D. 25μg/kg

    E. 75μg/kg

71. 6 ~ 12 个月婴儿甲状腺功能减退症，左甲状腺素每日完全替代剂量为

72. 1 ~ 5 岁儿童甲状腺功能减退症，左甲状腺素每日完全替代剂量为

73. 6 ~ 12 岁儿童甲状腺功能减退症，左甲状腺素每日完全替代剂量为

[74 ~ 76]

    A. 沙格列汀   B. 瑞格列奈

    C. 格列美脲   D. 恩格列酮

    E. 恩格列净

74. 属于钠 – 葡萄糖协同转运蛋白 2（SGLT – 2）抑制剂的是

75. 属于噻唑烷二酮类胰岛素增敏剂的是

76. 属于二肽基肽酶 – 4（DPP – 4）抑制剂的是

[77 ~ 79]

    A. C_{max}/MIC   B. AUC_{0-24}/MIC

    C. %T > MIC   D. C_{max}

    E. C_0

77. 头孢菌素类的 PK/PD 指标是

78. 氨基糖苷类的最优 PK/PD 指标是

79. 大环内酯类的最优 PK/PD 指标是

[80 ~ 82]

    A. 阻碍细菌细胞壁合成   B. 抑制细菌蛋白质合成

    C. 抑制细菌 DNA 的合成和复制   D. 抑制细菌的叶酸代谢

    E. 破坏细菌的线粒体

80. 妥布霉素的主要作用机制是

81. 阿奇霉素的主要作用机制是

82. 头孢氨苄的主要作用机制是

[83 ~ 85]

    A. 喷昔洛韦   B. 阿昔洛韦

    C. 昔多福韦   D. 更昔洛韦

    E. 膦甲酸钠

83. 伐昔洛韦口服后在肝脏水解为

84. 泛昔洛韦口服后代谢为

85. 伐更昔洛韦口服后在肠道和肝脏中水解为

[86~87]

    A. 阿苯达唑   B. 哌嗪

    C. 甲苯咪唑   D. 左旋咪唑

    E. 噻嘧啶

86. 可阻断虫体对多种营养和葡萄糖的摄取，导致虫体糖原耗竭，致使寄生虫无法生存和繁殖的广谱驱虫药是

87. 通过与寄生虫肠细胞微管蛋白特异性结合而干扰其细胞微管形成，可使寄生虫肠道超微结构退化，从而破坏寄生虫对葡萄糖的吸收及消化功能，最终导致寄生虫死亡的药物是

[88~90]

    A. 羟喜树碱   B. 替尼泊苷

    C. 博来霉素   D. 依托泊苷

    E. 伊立替康

88. 小细胞肺癌化疗首选药是

89. 脑瘤的首选药是

90. 不溶于水，微溶于有机溶剂的是

[91~93]

    A. 低钾、低钠及低磷血症   B. 高钾血症

    C. 局部肿痛、静脉炎   D. 乳酸中毒

    E. 尿潜血、血色素尿、血尿、高钠血症、低钾血症

91. 1型糖尿病患者应用高浓度葡萄糖注射液时偶见

92. 长期单纯补给葡萄糖时易出现

93. 大剂量和快速静脉滴注二磷酸果糖时可出现

[94~95]

    A. 口服一日4~8mg，连服5~10日

    B. 口服，一次10~20mg，每4~8小时一次，连用2~3日；血止后每隔3日递减1/3剂量，直至维持量每日100mg，连续用药至血止后21日停药

    C. 于月经后半周期（撤药性出血的第16~25日）开始口服，一次10mg，一日1次，连用10~14日，酌情应用3~6个周期

    D. 一日30mg，连服6个月

    E. 一次100mg，一日3次；或一次口服500mg，一日1~2次

94. 甲羟孕酮口服用于功能性闭经的用法用量是

95. 甲羟孕酮口服用于功能失调性子宫出血（功血）止血的用法用量是

[96~98]

    A. 短效口服避孕药   B. 长效避孕药

    C. 事后避孕药   D. 女性用阴道杀精药

    E. 男用避孕药

96. 左炔诺孕酮属于

97. 米非司酮属于

98. 壬苯醇醚属于

[99～100]

    A. 与维 A 酸细胞核受体有较高亲和力

    B. 能抑制皮肤角质形成细胞的过度增生和诱导其分化，从而使银屑病表皮细胞的增生和分化得到纠正

    C. 通过角蛋白表达正常化，促进角朊细胞末端分化

    D. 可抑制表皮细胞的有丝分裂，使皮肤增生速率恢复正常

    E. 抑制细胞代谢酶代谢，使酶失去活性，降低增生表皮的有丝分裂，使表皮细胞增殖恢复正常

99. 卡泊三醇治疗银屑病的作用机制是

100. 煤焦油治疗银屑病的作用机制是

三、综合分析选择题（共 10 题，每题 1 分。题目分为若干组，每组题基于同一个临床情景、病例、实例或者案例的背景信息逐题展开。每题的备选项中，只有 1 个最符合题意）

[101～104]

    患者，男，60 岁，诊断为冠心病，经皮冠状动脉介入术置入支架。医生给予氯吡格雷、阿司匹林抗血小板治疗。

101. 氯吡格雷抗血小板作用明显降低的人群是

    A. 超快代谢型患者   B. 快代谢型患者

    C. 中间代谢型患者   D. 慢代谢型患者

    E. 完整功能代谢型患者

102. 以下关于氯吡格雷使用的描述，错误的是

    A. 单次负荷量 300mg 开始，然后以 75mg，每日 1 次连续服药

    B. 在常规服药时间的 12 小时内漏服，应立即补服一次标准剂量，并按照常规服药时间服用下一次剂量

    C. 超过常规服药时间的 12 小时后漏服，应在下次常规服药时间服用加倍剂量

    D. 发现氯吡格雷抗血小板作用不足者可进行代谢酶基因型检测

    E. 治疗过程中需要重点关注是否有出血现象

103. 近日，患者诊断为胃溃疡，需要使用抑酸药。但氯吡格雷说明书不推荐氯吡格雷与奥美拉唑联合使用，因为两者竞争共同的肝药酶，该肝药酶是

    A. CYP2B6   B. CYP2C19

    C. CYP2D6   D. CYP2E1

    E. CYP1A2

104. 对氯吡格雷作用影响最小的 PPI 是

    A. 奥美拉唑   B. 艾司奥美拉唑

    C. 右兰索拉唑   D. 兰索拉唑

    E. 泮托拉唑

[105～107]

    患者，男，57 岁，身高 175cm，体重 87kg，诊断为 2 型糖尿病。医生给予二甲双胍片口

服，500mg，bid。

105. 二甲双胍片的适宜服用时间是
    A. 餐前半小时
    B. 随餐服用
    C. 餐后半小时
    D. 餐后 2 小时
    E. 空腹服用

106. 该患者复诊发现糖耐量异常及餐后血糖升高，单药控制未达标，加用阿卡波糖片口服，50mg，tid。阿卡波糖最适宜的服用时间是
    A. 餐前半小时
    B. 餐前即刻或餐时
    C. 餐后半小时
    D. 餐后 1 小时
    E. 餐后 2 小时

107. 关于本患者治疗方案的注意事项，错误的是
    A. 可能出现的不良反应有腹痛、腹泻、腹胀
    B. 服药期间不要饮酒，以免引起低血糖
    C. 两药合用正常情况下不会引发低血糖
    D. 服药过程中适当补充维生素 B_{12}
    E. 用药期间应定期检查空腹血糖、尿糖、尿酮体及肝、肾功能

[108 ~ 110]

患者，女，32 岁。因发作性喘息 2 个月就诊，发作时憋喘、全身大汗、全身发绀、端坐不能平卧，肺部可闻及哮鸣音。诊断为支气管哮喘，静脉滴注地塞米松。

108. 患者支气管哮喘急性发作，此时应给予的治疗是
    A. 吸入沙美特罗
    B. 口服孟鲁司特
    C. 吸入噻托溴铵
    D. 吸入沙丁胺醇
    E. 吸入布地奈德

109. 药师应教育患者不得擅自增加用药剂量，否则可导致心律不齐，这是因为出现了严重的
    A. 低镁血症
    B. 低钙血症
    C. 高钠血症
    D. 高钾血症
    E. 低钾血症

110. 现用"沙美特罗/氟替卡松 50/250"每次 1 吸，每日 2 次，已 4 个月，症状缓解。近 2 周来，每周均有 1 次发作。此时应采取的最佳措施是
    A. 改用地塞米松静注
    B. 改用泼尼松口服
    C. 加用抗 IgE 治疗
    D. 加用白三烯受体拮抗剂
    E. 碳酸氢钠口服

四、多项选择题（共 10 题，每题 1 分。每题的备选项中，有 2 个或 2 个以上符合题意，错选、少选均不得分）

111. 下列药物属于肝药酶诱导剂的是
    A. 苯妥英钠
    B. 胰岛素
    C. 卡马西平
    D. 苯巴比妥
    E. 硝苯地平

112. "双硫仑样"反应的常见临床表现包括
    A. 喉头水肿、尿潴留
    B. 心动过速、血压下降
    C. 全身皮肤潮红、结膜发红
    D. 头痛、胸闷、气急、出汗
    E. 狂躁、谵妄、意识障碍

113. 以下消化系统常用药中，口服必须采用肠溶剂型的有
    A. 奥美拉唑
    B. 泮托拉唑
    C. 聚乙二醇4000
    D. 蒙脱石
    E. 胰酶

114. 硝酸甘油的使用方法包括
    A. 片剂，舌下含服
    B. 控释口颊片剂，置于口颊犬齿龈上
    C. 气雾剂，舌下喷雾
    D. 注射液，静脉滴注
    E. 贴片，贴于左前胸皮肤

115. 使用华法林前若进行基因检测，目前主要检测
    A. CYP1A2
    B. CYP2C9
    C. CYP2C19
    D. CPY3A4
    E. VKORC1

116. 常与 α_1 受体拮抗剂联合用于治疗良性前列腺增生症（BPH）的药物有
    A. 他达拉非
    B. 奥昔布宁
    C. 托特罗定
    D. 索利那新
    E. 氨苯蝶啶

117. 二甲双胍的使用禁忌包括
    A. 严重肾功能不全
    B. 维生素 B_{12}、叶酸和铁缺乏者
    C. 酗酒者
    D. 2型糖尿病伴有酮症酸中毒者
    E. 严重心、肺疾病患者

118. 异烟肼的作用特点包括
    A. 对繁殖期和静止期结核分枝杆菌均有强大杀灭作用
    B. 活性不受环境 pH 的影响
    C. 仅对细胞内结核菌有杀灭作用
    D. 结核菌对异烟肼易产生耐药性
    E. 对结核分枝杆菌之外的细菌几乎无作用

119. 使用奥沙利铂时，为降低神经毒性可采取的措施有
    A. 静脉滴注期间不可食用冷食
    B. 静脉滴注期间不可饮用冷水
    C. 口服维生素 B_1
    D. 口服维生素 B_6
    E. 口服烟酰胺

120. 以下药物中属于抗早产药物的有
    A. 利托君
    B. 卡贝缩宫素
    C. 硫酸镁
    D. 甲麦角新碱
    E. 地诺前列酮

2024 国家执业药师职业资格考试

考前预测**6**套卷

4套摸底预测卷 + 2套冲刺预测卷（图书封底扫码获取，2024年6月上线）

药学专业知识（二）

答案与解析

郝国祥 主 编

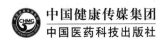

中国健康传媒集团

中国医药科技出版社

目录
CONTENTS

预测试卷（一）答案与解析

题号	1	2	3	4	5	6	7	8	9	10
答案	E	C	B	B	D	B	D	D	E	C
题号	11	12	13	14	15	16	17	18	19	20
答案	B	C	C	B	D	D	C	E	C	A
题号	21	22	23	24	25	26	27	28	29	30
答案	B	E	D	B	C	B	E	D	A	E
题号	31	32	33	34	35	36	37	38	39	40
答案	A	B	B	A	C	C	A	A	D	E
题号	41	42	43	44	45	46	47	48	49	50
答案	A	B	E	A	B	C	B	D	E	A
题号	51	52	53	54	55	56	57	58	59	60
答案	C	B	B	E	B	C	A	C	B	A
题号	61	62	63	64	65	66	67	68	69	70
答案	D	A	E	C	A	D	D	C	B	D
题号	71	72	73	74	75	76	77	78	79	80
答案	D	A	D	B	C	D	C	A	B	C
题号	81	82	83	84	85	86	87	88	89	90
答案	A	E	E	E	E	C	A	A	C	A
题号	91	92	93	94	95	96	97	98	99	100
答案	A	C	B	E	A	D	B	C	B	C
题号	101	102	103	104	105	106	107	108	109	110
答案	D	C	D	D	B	B	B	E	C	C
题号	111	112	113	114	115	116	117	118	119	120
答案	BCDE	ABCDE	ABCD	BDE	AD	BDE	CDE	ABCDE	ABCE	CE

1. 解析：本题考查氟尿嘧啶的用法用量及临床应用注意。（1）给药方式有静脉注射、静脉滴注、腹腔内注射、动脉插管给药（用于原发性或转移性肝癌、多采用此方式）。（2）除较小剂量作放射增敏剂外，不宜与放疗同用。（3）**用药期间不宜饮酒或服用阿司匹林类药**；不能作鞘内注射。

2. 解析：本题考查酪氨酸激酶抑制剂的不良反应。吉非替尼、厄洛替尼、阿法替尼、奥希替尼、克唑替尼均可能出现的严重不良反应是**间质性肺炎**。

3. 解析：本题考查葡萄糖的药物相互作用。葡萄糖可诱发或加重强心苷类（地高辛、洋地黄、洋地黄毒苷及毛花丙苷等）中毒。机制是由于大量的葡萄糖进入体内后，暂时不能被利用的葡萄糖合成糖原储存，**合成糖原时需要消耗钾，大量钾进入细胞内可致血钾降低**，从而诱发或增强地高辛的毒性。

4. 解析：本题考查糖类及盐类的用法用量。0.9%氯化钠注射液可以静脉推注，浓氯化钠不可直接静脉注射或滴注，应加入液体稀释后应用。其余药物也不可以静脉推注。

5. 解析：本题考查氨基酸类制剂的分类。**肝性脑病3期（昏睡期）和4期（昏迷期）患者建议应用支链氨基酸**。

6. 解析：本题考查非甾体抗炎药的作用特点。COX－2选择性抑制剂（塞来昔布）虽可避免胃肠道的损害，但抑制血管内皮的前列腺素生成，导致血栓素升高，促进血栓形成，**长期使用塞来昔布可能增加严重心血管血栓性不良事件、心肌梗死和卒中的风险，重度肝损伤、有心肌梗死病史或脑卒中病史者禁用塞来昔布**。

7. 解析：本题考查硫普罗宁的临床应用注意。**硫普罗宁可能引起青霉胺所具有的所有不良反应，但其不良反应的发生率较青霉胺低**。因此既往曾使用过青霉胺或使用青霉胺时发生过严重不良反应的患者慎用。

8. 解析：本题考查抗酸药的药理作用与机制、不良反应。**铝、钙剂可致便秘，含镁的抗酸药可引起腹泻**。铝碳酸镁在胃中可迅速转化为氢氧化铝和氢氧化镁。铝离子可松弛胃平滑肌引起胃排空延迟和便秘，而镁有导泻作用，因此服用铝碳酸镁对胃排空和小肠功能影响很小，基本上抵消了便秘和腹泻等不良反应。

9. 解析：本题考查莫沙必利的临床用药评价。莫沙必利分布以胃肠、肝肾局部药物浓度最高，血浆次之，脑内几乎没有分布。

10. 解析：本题考查抗痛风药的药理作用与作用机制。**碳酸氢钠可以碱化尿液，尿液呈碱性有利于排尿酸**。

11. 解析：本题考查抗组胺药的药物相互作用。皮试或划痕试验前，需提前停用抗组胺药，停用的时长要和药物代谢速度结合，如按说明书规定，**氯雷他定需停用2天，西替利嗪需停用3天，依巴斯汀则需停用5～7天**。

12. 解析：本题考查伊伐布雷定的用法用量。治疗期间，应将患者心率调整在50～60次/分钟，如果患者的静息心率持续低于50次/分钟，或者出现与心动过缓有关的症状，应将7.5mg或5mg，一日两次的剂量下调至下一个较低的剂量。如果患者的静息心率持续高于60次/分钟，应将2.5mg或5mg，一日两次的剂量上调至上一个较高的剂量。**如果患者的心率持续低于50次/分钟或者心动过缓症状持续存在，则必须停药**。

13. 解析：本题考查香豆素类维生素K拮抗剂的药理作用与作用机制。**维生素K是肝脏合成四种凝血因子（Ⅱ、Ⅶ、Ⅸ、Ⅹ）必不可少的辅因子**。

14. 解析：本题考查溶栓药的临床用药评价。（1）**阿替普酶血浆清除半衰期短（<5分钟），需持续静脉滴注**。（2）瑞替普酶血浆清除半衰期为14～16分钟，比阿替普酶略长，

用于急性心肌梗死症状发生后 12 小时以内的溶栓治疗，使用时静脉注射 2 次即可，两剂之间间隔 30 分钟。（3）替奈普酶（Tenecteplase，TNK - tPA），是 t - PA 经过基因修饰后的多点变异体，半衰期更长（血浆清除半衰期 20～24 分钟），单次注射给药即可。（4）不同剂量下，重组人尿激酶原的消除速度随剂量增加逐渐减慢，消除半衰期延长，单次给药 20mg、35mg 和 50mg，对应的半衰期分别是 0.59 小时、0.66 小时和 0.67 小时。（5）阿昔单抗是抗血小板药。

15. **解析**：本题考查袢利尿药的作用特点。**呋塞米和布美他尼结构中含有磺酰胺基；托拉塞米含有磺酰脲基团；**因此呋塞米、布美他尼和托拉塞米都有磺胺基团，对磺胺过敏者使用这三个药物可能会发生交叉过敏反应。**依他尼酸是一个非磺酰胺衍生物的袢利尿药，**与其他袢利尿药比较耳毒性更大，因此临床使用受到限制，主要用作对含磺酰胺基团、磺胺类药物过敏或不耐受患者替代药物。氢氯噻嗪属于噻嗪类及类噻嗪类利尿药。

16. **解析**：本题考查 M 胆碱受体拮抗剂的作用特点。**托特罗定需使用 8 周才能发挥最佳作用。**

17. **解析**：本题考查促皮质素的药理作用与作用机制。（1）促皮质素（ACTH）的合成和分泌是腺垂体在下丘脑促皮质素释放激素（CRH）的作用下，在嗜碱细胞内进行的。（2）ACTH 与肾上腺皮质细胞膜上的受体结合，促进肾上腺皮质细胞增生，并兴奋肾上腺皮质细胞合成及分泌肾上腺糖皮质激素，主要为糖皮质激素；盐皮质激素在用药初期有所增加，继续用药即不再增多；雄激素的合成和分泌也增多。（3）**糖皮质激素对下丘脑及腺垂体起着负反馈调节作用，抑制 CRH 及 ACTH 的分泌。**

18. **解析**：本题考查甲状腺激素类药物的作用特点。**左甲状腺素服药后 1 个月疗效明显。**

19. **解析**：本题考查磺酰脲类胰岛素促泌剂的作用特点。**磺酰脲类药可致体重增加，**其余选项的表述正确。

20. **解析**：本题考查口服降糖药的作用特点。（1）双胍类：**二甲双胍在血浆中不与血浆蛋白结合。**（2）α - 葡萄糖苷酶抑制剂：阿卡波糖血浆蛋白结合率低。（3）噻唑烷二酮类胰岛素增敏剂：吡格列酮血浆蛋白结合率大于 99%；罗格列酮 99.8% 与血浆蛋白结合。（4）钠 - 葡萄糖协同转运蛋白 2 抑制剂：达格列净蛋白结合率为 91%；卡格列净血浆蛋白结合率 99%。

21. **解析**：本题考查阿仑膦酸钠的作用特点。为促进吸收，避免对食管的刺激，口服阿仑膦酸钠宜在早餐前空腹用 200ml 温开水送服，服药后 30min 内不宜进食和卧床，持续活动或保持上身直立 30min 后才可以躺卧。**服药时不宜饮用牛奶、咖啡、茶、矿泉水、果汁和含钙饮料。**如治疗中发生咽痛、进食困难、吞咽疼痛和胸骨后疼痛，应及时排查胃食管损害，对症治疗。

22. **解析**：本题考查抗菌药物的基本知识。氨基糖苷类（庆大霉素）、氟喹诺酮类（左氧氟沙星）、达托霉素、多黏菌素、硝基咪唑类（甲硝唑）等，**浓度依赖性抗菌药物。**

23. **解析**：本题考查碳青霉烯类抗菌药物的药理作用。亚胺培南在近端肾小管中被正常人类肾脱氢肽酶 I 灭活，西司他丁是这种脱氢肽酶的特异性抑制剂，故**联用西司他丁可防止亚胺培南被灭活。**

24. **解析**：本题考查阿奇霉素的用法用量、临床应用注意。（1）**治疗儿童中耳炎、肺炎时，阿奇霉素的疗程为 5 天，首次剂量为后续剂量的 2 倍，**一天一次口服即可。（2）避免本品与含铝或镁的抗酸药同时服用，因可降低本品的血药峰浓度；必须合用时，阿奇霉素应在服用上述药物前 1 小时或后 2 小时给予。

（3）红霉素、阿奇霉素是妊娠期使用经验较丰富的大环内酯类药物。人体数据并不表明阿奇霉素存在胚胎－胎儿发育毒性的风险。

25. 解析：本题考查异烟肼的药物相互作用。**异烟肼为维生素 B_6 的拮抗剂，可增加维生素 B_6 经肾排出量，易致周围神经炎的发生。**同时服用维生素 B_6 者，需酌情增加用量。

26. 解析：本题考查阿昔洛韦的用法用量。静脉滴注，每次滴注时间应在 1 小时以上。

27. 解析：本题考查抗疟药的不良反应。当奎宁或氯喹**日剂量超过 1g/d 时，可致"金鸡纳"反应。**

28. 解析：本题考查烷化剂的不良反应以及环磷酰胺的临床应用注意。（1）骨髓功能抑制，表现在白细胞计数、血小板、红细胞计数和血红蛋白下降。（2）环磷酰胺**可使血清胆碱酯酶减少，血尿酸及尿尿酸水平增加。**

29. 解析：本题考查破坏 DNA 的抗生素的作用特点。**丝裂霉素分子结构中含有苯醌母核，在体内酶作用下经过氧化还原反应，生成双功能的烷化剂，**所以丝裂霉素的作用机制与烷化剂相同。

30. 解析：本题考查抗代谢抗肿瘤药的分类。抗代谢抗肿瘤药包括：二氢叶酸还原酶抑制剂（甲氨蝶呤）、胸腺核苷合成酶抑制剂（氟尿嘧啶）、嘌呤核苷合成酶抑制剂（硫鸟嘌呤）、核苷酸还原酶抑制剂（羟基脲）、DNA 多聚酶抑制剂（阿糖胞苷）。**拓扑异构酶抑制剂（依托泊苷）属于直接影响 DNA 结构和功能的药物。**

31. 解析：本题考查治疗男性勃起功能障碍药的分类。**前列地尔**治疗勃起功能障碍的机制是抑制阴茎组织中 α－肾上腺素能活性，舒张海绵体平滑肌和扩张阴茎动脉血管加速血流。

32. 解析：本题考查阿昔洛韦滴眼液的临床应用注意。阿昔洛韦滴眼液在低温条件下易析出结晶。**若有结晶，应将塑瓶放置在温水中使其溶解后再使用。**

33. 解析：本题考查林旦的用法用量。林旦治疗疥疮时，**4 岁以上儿童应减量，并在用药 6 小时后洗浴，**将药液彻底洗去。

34. 解析：本题考查抗生素类抗真菌药的作用特点。抗生素类抗真菌药分为多烯类抗生素（如两性霉素 B 和制霉菌素等）与非多烯类抗生素（如灰黄霉素），其中**两性霉素 B 抗真菌活性最强，是唯一可用于治疗深部和皮下真菌感染的多烯类药物。**其他多烯类仅限于局部应用治疗浅表真菌感染。

35. 解析：本题考查阿维 A 酯的临床应用注意。本药可致畸，有停药 2 年后仍发生畸胎的报道，妊娠期妇女和计划 3 年内怀孕者禁用。**生育期妇女停药后，至少 3 年内不宜怀孕。**

36. 解析：本题考查抗心律失常药的临床用药评价。（1）**胺碘酮**是广谱抗心律失常药，适用于室上性和室性心律失常的治疗，可用于器质性心脏病、心功能不全者，促心律失常反应少。（2）**奎尼丁**是广谱抗心律失常药，主要用于房颤与心房扑动（房扑）的复律、复律后窦性节律的维持和危及生命的室性心律失常。（3）**利多卡因**对短动作电位时程的心房肌无效，因此仅用于室性心律失常。（4）**普罗帕酮**适用于室上性和室性心律失常的治疗。（5）**维拉帕米**用于控制房颤和房扑的心室率，减慢窦速。

37. 解析：本题考查镇咳药的作用特点。设可待因的镇咳强度为 1，镇咳作用从弱到强排列为：**喷托维林（1/3）＜福尔可定（1）≈可待因（1）≈右美沙芬（1）＜苯丙哌林（2~4）≤吗啡（4）。**因此，吗啡的镇咳作用最强。

38. 解析：本题考查 PPI 的作用特点。PPI 为前体药物，经小肠口服吸收或静脉给药后，由血液进入壁细胞后并不能直接作用于质子泵，而是在壁细胞微管的酸性环境中，经酸催化转换为活性形式，即亚磺酰胺的活性形式，然后通过二硫键与质子泵的硫基呈不可逆性的结合，形成亚磺酰胺与质子泵的复合物，从而抑制 H^+、K^+ – ATP 酶的活性，使壁细胞内的 H^+ 不能转运到胃腔中，阻断了胃酸分泌的最后步骤，使胃液中的胃酸量大为减少，对基础胃酸分泌和各种刺激因素引起的胃酸分泌均有很强的抑制作用。此外，**PPI 对质子泵的抑制作用是不可逆的**，待新的质子泵生成后，才能恢复泌酸作用，故抑酸作用时间长。

39. 解析：本题考查镇静与催眠药的药物相互作用。**巴比妥类（苯巴比妥、异戊巴比妥、巴比妥、司可巴比妥）为肝药酶诱导剂，可提高肝药酶活性**，长期用药不但加速自身代谢，还可加速其他药物代谢。

40. 解析：本题考查抗抑郁药的作用特点。抗抑郁药物起效需要一定的时间，换用抗抑郁药时要谨慎。换用不同种类的抗抑郁药时，应间隔一定的时间，以利于药物的清除，防止药物相互作用。**以单胺氧化酶抑制剂（吗氯贝胺属于此类药）替换选择性 5 – HT 再摄取抑制剂时，氟西汀需停药 5 周才能换用单胺氧化酶抑制剂，其他 5 – HT 再摄取抑制剂帕罗西汀、舍曲林、西酞普兰需停药 2 周。**

[41 ~ 43] 解析：本题考查抗癫痫药的作用特点。（1）二苯并氮草类的代表药有卡马西平、奥卡西平。卡马西平具有抗惊厥、抗癫痫、抗神经性疼痛等多种作用，抗癫痫主要通过**增强钠通道的灭活效能，限制突触后神经元高频动作电位的发散，以及通过阻断突触前钠通道和动作电位发散，阻断神经递质的释放**，从而调节神经兴奋性，产生抗癫痫作用。（2）乙内酰脲类药物通过减少钠离子内流而使神经细胞膜稳定，限制 Na^+ 通道介导的发作性放电的扩散，代表药苯妥英钠。（3）苯二氮草类主要为 GABA 受体激动

剂，代表药为地西泮、氯硝西泮、硝西泮。

[44 ~ 46] 解析：本题考查镇痛药代表药物的适应证。（1）**吗啡**注射液及普通片适用于其他镇痛药无效的急性锐痛，如严重创伤、战伤、烧伤、晚期癌症等疼痛；**心肌梗死而血压尚正常者，可使患者镇静，并减轻患者负担**；用于心源性哮喘可使肺水肿症状暂时有所缓解；麻醉和手术前给药可保持患者镇静进入嗜睡；不能单独用于内脏绞痛，应与阿托品等用于焦虑、镇静催眠、抗癫痫和抗惊厥有效解痉药合用；吗啡缓、控释片主要用于重度癌痛患者的镇痛。（2）**曲马多**用于中、重度疼痛。（3）**芬太尼**用于麻醉前、中、后的镇静与镇痛，是目前复合全麻中常用的药物。

[47 ~ 49] 解析：本题考查非甾体抗炎药主要代表药物的适应证及注意事项。（1）**吲哚美辛**对造血系统有抑制作用，再生障碍性贫血、粒细胞减少等患者慎用。（2）**双氯芬酸**用于各种急、慢性关节炎和软组织风湿所致的疼痛，以及创伤后、术后的疼痛和牙痛、头痛等。对成年人及儿童的发热有解热作用。双氯芬酸钾起效迅速，可用于痛经及拔牙后止痛。（3）**美洛昔康**对 COX – 2 的抑制作用比对 COX – 1 的强，有一定的选择性，出现胃肠道溃疡及出血风险略低于其他传统非甾体抗炎药。

[50 ~ 51] 解析：本题考查祛痰药的药理作用与作用机制。（1）**恶心性祛痰药（氯化铵、愈创甘油醚）**：刺激胃黏膜，引起轻微的恶心，反射性引起支气管黏膜腺体分泌增加，降低痰液黏性，痰液得到稀释而易于咳出，适用于呼吸道感染引起的咳嗽、多痰。（2）**黏痰溶解剂（氨溴索、溴己新、乙酰半胱氨酸、桉柠蒎）**：从不同途径，分解痰液中的黏液成分如黏多糖和黏蛋白，使黏痰液化，痰液黏度降低而易于咳出。本类药物均适用于痰液黏稠不易咳出的患者。

[52～53] 解析：本题考查 PPI 的作用特点。奥美拉唑、雷贝拉唑、泮托拉唑、艾司奥美拉唑的主要代谢酶均是 **CYP2C19**，次要代谢酶均是 CYP3A4。**兰索拉唑的主要代谢酶是 CYP3A4**，次要代谢酶是 CYP2C19。

[54～55] 解析：本题考查消化系统常用药的作用特点。（1）PPI 注射剂型都是粉针剂，也都在辅料中添加了氢氧化钠，**确保稀释后的溶液 pH 在 9～10 之间，才能保证 PPI 不降解和变色**。（2）美沙拉秦迟释制剂的释放具有 pH 依赖性，外层包衣在**回肠远端 pH 大于或等于 6 处溶解**。

[56～58] 解析：本题考查 ACEI 类药的作用特点。（1）ACEI 类除**卡托普利的半衰期较短**，需一日给药 2～3 次，多数 ACEI 可每日给药 1 次，对于使用依那普利、贝那普利和雷米普利较大剂量的患者，可一日分 2 次给药，以维持 24 小时的有效作用。（2）大部分 ACEI 及其代谢产物主要经肾排泄，故肾功能异常时（肌酐清除率 ≤30ml/min，部分 <60ml/min）需要调小剂量或禁止使用；**福辛普利经肝和肾排泄，肾功能不全时无需调整剂量**。赖诺普利、培哚普利肝功能损害无需调整剂量。（3）**卡托普利起效快，作用时间较短，适用于高血压急症**。

[59～61] 解析：本题考查羟甲基戊二酰辅酶 A 还原酶抑制剂的药物相互作用。（1）**CYP3A4 底物或抑制剂（红霉素），均可能会上调他汀类药物的浓度**，从而主要会增加他汀类药物导致肌病或横纹肌溶解的危险性。（2）利福平作为 CYP2C9 的诱导剂可以减少氟伐他汀的生物利用度 50%。（3）除 CYP 酶系统之外，P-糖蛋白也是影响他汀类药物代谢和生物利用度的重要因素。**地高辛是 P-糖蛋白的底物**，辛伐他汀和地高辛合用时会提高发生横纹肌溶解的危险性。

[62～64] 解析：本题考查抗凝药的分类。（1）**华法林是维生素 K 拮抗剂**，维生素 K 能逆转华法林中毒。（2）直接口服抗凝药（DOACs）可以口服给药，能直接抑制凝血因子或凝血酶，使用方便，起效迅速。**DOACs 可细分为直接凝血酶抑制剂（达比加群）和直接 X a 因子抑制剂（利伐沙班、阿哌沙班、艾多沙班）**。

[65～67] 解析：本题考查抗贫血药的作用特点。（1）**叶酸小剂量用于妊娠期妇女预防胎儿神经管畸形**。叶酸服后可迅速纠正巨幼细胞贫血的异常现象，改善贫血，但不能阻止因维生素 B_{12} 缺乏所致的神经损害，如脊髓亚急性联合变性；且若仍大剂量服用叶酸，由于造血旺盛而消耗维生素 B_{12}，则可进一步降低血清维生素 B_{12} 含量，反使神经损害向不可逆方向发展。宜同时并服维生素 B_{12}，以改善神经症状。（2）**维生素 B_{12} 是唯一的一种需要内因子辅助吸收的维生素**，维生素 B_{12} 口服后，在胃中与胃黏膜壁细胞分泌的内因子形成维生素 B_{12} 内因子复合物，该复合物进入至回肠末端时与回肠黏膜细胞的微绒毛上的受体结合，通过胞饮作用进入肠黏膜细胞，再吸收入血液。有的人由于肠胃异常，缺乏这种内源因子，即使膳食中来源充足也会患恶性贫血。

[68～70] 解析：本题考查利尿药的药理作用与作用机制。（1）噻嗪类增强 NaCl 和水的排出，产生温和且持久的利尿作用。其作用机制是**抑制远曲小管近端腔壁上 Na^+-Cl^- 共转运子的功能**，由此减少了肾小管上皮细胞对 Na^+ 和 Cl^- 的再吸收，促进肾小管液中 Na^+、Cl^- 和水的排出。（2）噻嗪类具有抑制磷酸二酯酶活性的作用，减少了环磷腺苷酸（cAMP）分解而在远曲小管和集合管细胞内含量增加，恢复对水的通透性和再吸收，同时**由于 Na^+、Cl^- 的排出增加，血浆渗透压下降，减轻尿崩症的口渴而饮水减少，尿量减少而具抗利尿作用**，可用于治疗肾性尿崩症及加压素无效的垂体性尿崩症。

[71～73] 解析：本题考查肾上腺糖皮质

激素的作用特点。常见的糖皮质激素药物有氢化可的松、可的松、泼尼松、泼尼松龙、甲泼尼龙、曲安西龙、地塞米松、倍他米松。作用特点（对糖皮质激素受体的亲和力、水盐代谢、糖代谢、抗炎作用的比值均以氢化可的松为1）包括：（1）**对糖皮质激素受体的亲合力最强的是甲泼尼龙**（比值为11.9），**最弱的是可的松**（比值为0.01）。（2）**对水盐代谢影响最大的是氢化可的松**（比值为1），**最小的是曲安西龙、地塞米松、倍他米松**（三者比值均为0）。（3）**对糖代谢影响最大的是地塞米松、倍他米松**（比值均为20），**最低的是可的松**（比值是0.8）。

[74～76] **解析**：本题考查钙剂和维生素D及其活性代谢物的分类。（1）来自膳食或皮肤合成的维生素D不具有生物活性，需要由酶催化成有活性的代谢产物。**维生素D在肝脏中被酶催化成25－羟基维生素D，这是维生素D在血液循环中的主要形式，然后在肾脏中被催化成1，25－二羟维生素D，这是维生素D的活性形式**。（2）阿法骨化醇口服经小肠吸收后，在肝内经25－羟化酶作用转化为体内生物活性最强的**骨化三醇**，参与骨形成和骨吸收的代谢调节。

[77～79] **解析**：本题考查青霉素类抗菌药物的不良反应。（1）大量应用青霉素类钠盐可造成**高钠血症**，并致心力衰竭。（2）大剂量应用时可因脑脊液药物浓度过高而引起**青霉素脑病**（表现为肌肉阵挛、抽搐、昏迷等），此反应多见于婴儿、老年人和肾功能不全患者。（3）应用青霉素治疗梅毒、钩端螺旋体病等疾病时可由于病原体死亡致症状（寒战、咽痛、心率加快）加剧，称为**吉海反应**（亦称赫氏反应）。

[80～82] **解析**：本题考查抗真菌药物的药理作用与作用机制。（1）**吡咯类药物（伏立康唑）**作用机制是抑制真菌中由细胞色素P450介导的14α－甾醇去甲基化，从而抑制真菌细胞膜主要固醇类——麦角固醇的生物

合成，损伤真菌细胞膜并改变其通透性，以致细胞内重要物质摄取受影响或流失而使真菌死亡。（2）**两性霉素B**通过与敏感真菌细胞膜上的甾醇（主要为麦角固醇）相结合，引起细胞膜的通透性改变，导致细胞内重要物质如钾离子、核苷酸和氨基酸等外漏，从而破坏细胞的正常代谢抑制其生长。（3）**卡泊芬净**是半合成的棘白菌素，通过非竞争性抑制β－（1，3）－D－糖苷合成酶，从而破坏真菌细胞壁糖苷的合成。

[83～85] **解析**：本题考查NAs的特殊人群用药。（1）对于**妊娠期间首次诊断CHB的患者，可使用TDF抗病毒治疗**。（2）抗病毒治疗期间意外妊娠的患者，若正在服用TDF，建议继续妊娠；若正在服用恩替卡韦，可不终止妊娠，建议更换为TDF继续治疗；若正在接受IFNα治疗，建议向孕妇和家属充分告知风险，由其决定是否继续妊娠，若决定继续妊娠则要换用TDF治疗。

[86～87] **解析**：本题考查抗寄生虫药的药理作用与作用机制、适应证。（1）**伯氨喹**可杀灭间日疟、三日疟、恶性疟和卵形疟组织期的虫株，尤以间日疟为著，也可杀灭各种疟原虫的配子体，对恶性疟的作用尤强，对红内期虫体的作用很弱，因此不能控制疟疾症状的发作，临床作为控制复发和阻止疟疾传播的首选药。（2）**甲苯咪唑和阿苯达唑是治疗蛔虫病、蛲虫病、钩虫病和鞭虫病的首选药**。

[88～90] **解析**：本题考查铂类化合物的作用特点。奥沙利铂、顺铂、卡铂等三药中，**胃肠道反应及肾毒性最重的都是顺铂；胃肠道反应及肾毒性最轻的都是奥沙利铂；神经毒性最重的是奥沙利铂，最轻的是顺铂**。

[91～93] **解析**：本题考查水溶性维生素的药理作用与作用机制。（1）**维生素B₁**被人体吸收后，转变为有生物活性的硫胺焦磷酸酯，是脱羧辅酶的组成部分。（2）**维生素B₂**

在人体内以黄素单核苷酸和黄素腺嘌呤二核苷酸形式存在，为氧化还原酶的辅酶。（3）**维生素 B$_6$具有两种衍生物（吡哆醛和吡哆胺），具有同等作用，在体内可以相互转化。维生素 B$_6$在红细胞内转化为磷酸吡哆醛。**

[94～96] **解析**：本题考查雌激素类的分类及特点。雌激素类是一类十八碳的甾体化合物，常用的有以下几类。（1）天然雌激素：雌二醇、雌酮和雌三醇。其中**雌二醇的活性最强，雌三醇最弱，后者是前两者的代谢产物。**（2）雌激素合成衍生物：当前广泛用于临床的雌激素，主要是以雌二醇为母体结构的合成衍生物，例如炔雌醇（乙炔雌二醇），由于在体内不易被代谢破坏，因而口服效价大大提高。**雌二醇的酯类衍生物如戊酸雌二醇，因能沉积于注射局部，缓慢吸收，故有长效作用。**（3）全合成雌激素：是全合成的非甾体化合物，有雌激素作用。如**己烯雌酚，是根据天然雌激素的结构特征，合成结构较简单的同型物，且口服有效，作用强，**但不良反应亦多。

[97～98] **解析**：本题考查避孕药的成分及临床应用注意。（1）复方左炔诺孕酮片、去氧孕烯炔雌醇片、复方孕二烯酮片**均是孕激素类药物与炔雌醇的复方制剂。**（2）服用双炔失碳酯初期常见恶心、呕吐、头晕、乏力、嗜睡等类早孕反应，必要时可对症处理，每天服用维生素 B$_6$ 20mg 或维生素 C 100mg，而其**肠溶片每片含双炔失碳酯 7.5mg、咖啡因 20mg 及维生素 B$_6$ 30mg。**

[99～100] **解析**：本题考查过氧乙酸的用法用量。（1）**空气消毒：1∶200 液（约 0.1%浓度）对空气喷雾，每立方米使用 30ml。**（2）消毒可能被污染的物品：一般患者诊后洗手，**1∶500 液洗 2 分钟。**

101. 解析：本题考查糖肽类抗菌药物的作用特点。对于 **MRSA 感染，指南建议万古霉素的谷浓度为 15～20μg/ml，以确保疗效。**当万古霉素谷浓度＞20μg/ml 时，肾毒性风险增加。

102. 解析：本题考查糖肽类抗菌药物的作用特点。万古霉素治疗药物监测的时机：**万古霉素给药后 3～4 个维持剂量时监测血清药物浓度。**

103. 解析：本题考查糖肽类抗菌药物的作用特点。万古霉素为具有长 PAE 的时间依赖性杀菌剂，其 PK/PD 评价指数为 AUC$_{0-24}$/MIC，对于**治疗 MRSA 所致的下呼吸道感染**时，应达到 **AUC$_{0-24}$/MIC≥400。**

104. 解析：本题考查万古霉素的不良反应。万古霉素快速滴注时可出现血压降低，甚至心跳骤停，以及喘鸣、呼吸困难、上部躯体发红，称为**红人综合征。**

105. 解析：本题考查华法林的用法用量。华法林使用前，应拟定治疗的所需的 INR（国际标准化比值）目标范围：**人造心脏瓣膜患者预防血栓栓塞并发症的目标范围是 2.5～3.5，其他适应证的目标范围是 2.0～3.0。**

106. 解析：本题考查华法林的作用特点。华法林是消旋体，由 S–华法林和 R–华法林组成，前者的抗凝作用约是后者的 5 倍，两者主要代谢酶也不同，S–华法林主要经 CYP2C9 代谢，R–华法林经 CYP1A2 和 CPY3A4 代谢。因此，**华法林的总体抗凝作用可能更受 CYP2C9 酶的代谢能力影响**，能影响 CYP2C9 的因素（如基因型、酶抑制剂或诱导剂、影响代谢酶活性的保健品）可能会显著干扰华法林的药效，相对而言，能影响 CYP1A2/CYP3A4 因素的干扰较小。

107. 解析：本题考查华法林钠的临床应用注意。由于本品系间接作用抗凝药，半衰期长，给药 5～7 天后疗效才可稳定，因此，**维持量足够与否务必观察 5～7 天后方能定论。**

108. 解析：本题考查钠–葡萄糖协同转运蛋白 2 抑制剂的药理作用与作用机制。钠–

葡萄糖协同转运蛋白2（SGLT－2）抑制剂（达格列净、恩格列净和卡格列净）是近年来上市的新型口服降糖药物。钠－葡萄糖协同转运蛋白2表达于肾近端小管，介导近90%滤过葡萄糖负荷的重吸收。SGLT－2抑制剂促进肾脏对葡萄糖的排泄，因此可轻度降低2型糖尿病患者升高的血糖水平。

109. 解析：本题考查钠－葡萄糖协同转运蛋白2抑制剂的作用特点、药物相互作用与达格列净的适应证。（1）SGLT－2抑制剂降低血糖和糖化血红蛋白的能力受滤过的葡萄糖负荷和这类药物引起的渗透性利尿的限制。SGLT－2抑制剂的降糖作用不依赖于胰岛素β细胞功能及胰岛素敏感性。（2）SGLT－2抑制剂是相对弱效的降糖药物。**SGLT－2抑制剂降低 HbA1c 幅度大约为 0.5% ~ 1.0%**；减轻体重 1.5 ~ 3.5kg，降低收缩压 3 ~ 5mmHg。（3）SGLT－2抑制剂单独使用时不增加低血糖发生的风险，与胰岛素或胰岛素促泌剂联合给药可增加低血糖风险。（4）在饮食和运动基础上，达格列净可作为单药治疗用于2型糖尿病成人患者改善血糖控制。本品不适用于治疗1型糖尿病或糖尿病酮症酸中毒。

110. 解析：本题考查钠－葡萄糖协同转运蛋白2抑制剂的典型不良反应。**SGLT－2抑制剂的常见不良反应为生殖泌尿道感染**，罕见的不良反应包括酮症酸中毒，主要发生在1型糖尿病患者；急性肾损伤、骨折风险和足趾截肢。

111. 解析：本题考查抗精神病药的药理作用与作用机制。第二代抗精神病药与吩噻嗪类等药物相比，**它们具有较高的 5－HT$_2$受体拮抗作用，对中脑边缘系统的作用比对纹状体系统的作用更具有选择性，特征是拮抗 5－HT$_{2A}$受体 > 拮抗多巴胺 D$_2$受体。**第二代抗精神病药物对精神分裂症多维症状具有广谱疗效；且较少发生第一代抗精神病药物常见的锥体外系反应（EPS）和泌乳素水平

升高，提高了患者的依从性，促使患者回归社会。

112. 解析：本题考查平喘药的联合应用。**题目中各选项的联合应用都是适宜的**。特点如下：（1）**β$_2$受体激动剂与黄嘌呤类药物联用**：这两类药物联用可以通过不同方式增加细胞内环磷酸腺苷（cAMP）的浓度而达到增强彼此平喘疗效的目的，为相加作用。（2）**M 胆碱受体拮抗剂与 β$_2$受体激动剂和（或）黄嘌呤类药物联用**：M 胆碱受体拮抗剂可作用于气道平滑肌细胞膜上的 M$_3$受体，使鸟苷酸环化酶活化，GTP 转化为 cGMP，增加细胞内 cAMP 的浓度。已知 cAMP/cGMP 比值决定着肥大细胞和嗜碱性粒细胞脱颗粒的过程。因此，以上2种（或3种）平喘药具有相加作用。该种联合尤其适用于老年人。例如吸入用复方异丙托溴铵溶液、复方异丙托溴铵气雾剂。（3）**H$_1$受体拮抗剂与 β$_2$受体激动剂联用**：长期或大剂量应用 β$_2$受体激动剂可使 β$_2$肾上腺素受体发生向下调节，而表现为临床耐药现象。酮替芬能有效防止 β$_2$肾上腺素受体的向下调节。酮替芬可长期口服，β$_2$受体激动剂根据病情需要吸入或口服。（4）**肾上腺糖皮质激素与支气管舒张剂（β$_2$受体激动剂、黄嘌呤类药物）联用**：肾上腺糖皮质激素本身不具有直接舒张支气管平滑肌的作用，但作为强效抗炎剂，可以从多个不同环节对抗气道炎症，其平喘作用较弱、较慢。支气管舒张剂能迅速、强力地舒张气道，但在气道炎症明显的重症、顽固性哮喘患者中因气道对其敏感性较差而疗效不佳。肾上腺糖皮质激素可以减轻气道炎症，恢复或增加气道对这些支气管舒张剂的敏感性。

113. 解析：本题考查泻药和便秘治疗药代表药品的药理作用与机制。ABCD 选项中的泻药口服后**均不被吸收或吸收极少**。普芦卡必利口服吸收后大部分以原型从肾脏排泄。

114. 解析：本题考查 ACEI 类药的禁忌。禁忌：**双侧肾动脉狭窄；高钾血症；妊娠期**

妇女。

115. 解析：本题考查肝素和低分子肝素的作用特点。**可用活化部分凝血活酶时间（APTT）监测肝素效果**，该检验项目普遍开展。也可用抗因子Xa活性进行监测。

116. 解析：本题考查留钾利尿药的药物相互作用。（1）留钾利尿药与含钾药物、减弱肾素－血管紧张素系统活性的药物［β受体拮抗剂（比索洛尔）、ACEIs（雷米普利）、ARBs（厄贝沙坦）］合用增加高钾血症的发生风险。（2）托拉塞米、吲达帕胺促进钾的排泄。

117. 解析：本题考查胰岛素的作用特点。混悬型胰岛素注射液（30R、50R、25R等）禁止静脉注射，只有可溶性胰岛素如短效胰岛素、门冬胰岛素、赖脯胰岛素等可以静脉给药。

118. 解析：本题考查抗菌药物的不良反应。（1）头霉素类药头孢美唑、头孢替坦、头孢米诺或氧头孢烯类药物拉氧头孢、氟氧

头孢使用期间或之后5~7日内饮酒、服用含有乙醇药物、食物，以及外用乙醇可发生"双硫仑样"反应。（2）头孢菌素类中，**头孢孟多、头孢替安、头孢尼西、头孢哌酮、头孢甲肟、头孢匹胺、头孢曲松可引起双硫仑反应**。（3）**甲硝唑、替硝唑，可引起双硫仑反应**。

119. 解析：本题考查多柔比星的药物相互作用。多柔比星与柔红霉素、长春新碱和放线菌素D合用呈现交叉耐药性；与甲氨蝶呤、氟尿嘧啶、阿糖胞苷、氮芥、丝裂霉素、博来霉素、环磷酰胺及亚硝脲类药等合用不呈现交叉耐药性，且与**环磷酰胺、氟尿嘧啶、甲氨蝶呤、达卡巴嗪、顺铂、亚硝脲类药物合用，具有良好的协同作用**。

120. 解析：本题考查叶酸的药理作用与作用机制。同型半胱氨酸水平升高与高血压和妊娠期高血压疾病的发病机制密切相关，**补充叶酸和维生素 B_{12} 能使 Hcy 下降超过20%**，进而使脑卒中风险显著下降25%。

预测试卷（二）答案与解析

题号	1	2	3	4	5	6	7	8	9	10
答案	E	C	E	D	A	C	C	B	C	C
题号	11	12	13	14	15	16	17	18	19	20
答案	E	D	E	C	B	D	E	B	C	A
题号	21	22	23	24	25	26	27	28	29	30
答案	C	A	C	A	C	D	D	E	B	E
题号	31	32	33	34	35	36	37	38	39	40
答案	E	B	C	C	A	C	C	E	E	E
题号	41	42	43	44	45	46	47	48	49	50
答案	C	A	E	E	D	A	C	B	A	A
题号	51	52	53	54	55	56	57	58	59	60
答案	B	A	B	D	E	A	A	E	D	A
题号	61	62	63	64	65	66	67	68	69	70
答案	A	A	A	D	C	B	A	A	D	B
题号	71	72	73	74	75	76	77	78	79	80
答案	E	D	B	E	A	B	B	C	A	B
题号	81	82	83	84	85	86	87	88	89	90
答案	A	E	A	A	B	E	B	A	C	D
题号	91	92	93	94	95	96	97	98	99	100
答案	D	E	A	A	B	A	C	D	E	C
题号	101	102	103	104	105	106	107	108	109	110
答案	B	D	C	C	C	C	B	A	C	D
题号	111	112	113	114	115	116	117	118	119	120
答案	ABCD	CD	ABCD	ABCDE	ABCDE	ABC	ABCDE	AB	ABCDE	ABCE

1. 解析：本题考查雌激素类的注意事项。（1）美替拉酮试验反应减低。（2）去甲肾上腺素导致的血小板凝聚力可增加。（3）磺溴酞钠（BSP）试验提示滞留。（4）用血清蛋白结合碘（PBI）测试甲状腺功能，T_4的结合增加；T_3血清树脂的摄取减低，这是由于血清甲状腺结合球蛋白（TBG）增多。至于**放射性碘[^{131}I]及血清促甲状腺激素（TSH）则并不受雌激素的影响。**

2. 解析：本题考查庆大霉素-氟米龙滴眼液的临床应用注意。长期使用类固醇或抗菌药物治疗，可能会增加继发性真菌或非易感细菌感染，故使用本复方制剂，请勿超过**2周。**

3. 解析：本题考查皮肤寄生虫与感染治疗药的作用特点。**局部应用杀灭疥虫药，其中以林旦乳膏（疥灵霜，$\gamma-666$霜）疗效最佳，其次是克罗米通、苯甲酸苄酯、硫黄软膏，是公认特效药。**苯甲酸苄酯在高浓度时，杀疥虫作用优于硫黄。

4. 解析：本题考查制霉菌素的临床应用注意。本药对全身真菌感染无效，治疗念珠菌病，**局部用药后24～72小时达最大效应。**

5. 解析：本题考查地蒽酚的临床应用注意。本品可将皮肤、头发、衣服、床单、浴缸等染成**红色。**皮肤染色可外用水杨酸软膏，一般2～3周内即可去除。

6. 解析：本题考查非甾体类抗炎药的分类及代表药物。**吡罗昔康属于1,2-苯并噻嗪类。**

7. 解析：本题考查PPI的作用特点。PPI对质子泵的抑制作用是不可逆的，待新的质子泵生成后，才能恢复泌酸作用，故虽然PPI的体内半衰期只有1～2小时，但**单次抑酸作用时间可维持12小时以上。**

8. 解析：本题考查丁苯酞的禁忌。丁苯酞禁用于对本药过敏者和对芹菜过敏者（芹菜中所含的左旋芹菜甲素与本药的化学结构相同）以及有严重出血倾向者。

9. 解析：本题考查米氮平的典型不良反应。**米氮平常见的不良反应是体重增加、困倦。**该题中的其他药物无增加体重的作用。

10. 解析：本题考查索他洛尔的用法用量。成人口服索他洛尔40～80mg，bid起始（根据体重和肾功能做调整），索他洛尔的疗效和不良反应发生率均呈剂量依赖性，**"120mg，bid"的剂量具有最佳获益风险比。**

11. 解析：本题考查β受体拮抗剂的临床应用注意。（1）在一般的高血压患者中，β受体拮抗剂主要适用于中青年患者，而在老年患者中其临床疗效劣于其他类别降压药物，因此无合并症的老年高血压患者一般不首选β受体拮抗剂。（2）不宜首选β受体拮抗剂的高血压人群还包括糖脂代谢异常者。（3）高血压治疗中不建议大剂量β受体拮抗剂与大剂量利尿剂联合使用。（4）无合并症的高血压患者不推荐β受体拮抗剂与ACEI或ARB联合。（5）**β受体拮抗剂联合ACEI或ARB适用于高血压合并冠心病或心力衰竭患者。**

12. 解析：本题考查硝酸酯类药的不良反应。**硝酸酯类药不合理使用可致耐药性的发生，任何剂型连续使用24小时都有可能。**采用偏心给药方法，可以减缓耐药性的发生。

13. 解析：本题考查华法林钠的临床应用注意。**严重出血可静脉注射维生素K_1 10～20mg，用以控制出血。**

14. 解析：本题考查直接口服抗凝药的不良反应。（1）达比加群酯的解救药——**依达赛珠单抗**是一种人源化单克隆抗体片段（Fab）药物，结合达比加群及其酰基葡萄糖醛酸代谢产物的亲和力高于达比加群结合凝血酶的亲和力并可中和其抗凝作用。（2）利伐沙班和阿哌沙班目前还没有解救药。

15. 解析：本题考查袢利尿药的药理作用与作用机制。**袢利尿药可以通过对血管的调节作用影响血流动力学，舒张静脉血管。**对心力衰竭的患者，在其利尿作用发生前就能产生有效的血管扩张作用。呋塞米和依他尼酸能迅速增加全身静脉血容量，降低左室充盈压，减轻肺淤血。

16. 解析： 本题考查 α_1 受体拮抗剂的作用特点。对于有直立性低血压的 BPH 合并高血压者应该首选**坦索罗辛**。

17. 解析： 本题考查生长抑素的药理作用与作用机制。通过静脉注射生长抑素可抑制生长激素、甲状腺刺激激素、胰岛素和胰高血糖素的分泌，并**抑制胃酸的分泌**。它还影响胃肠道的吸收、动力、内脏血流和营养功能。

18. 解析： 本题考查甲状腺激素类药物的药理作用与作用机制。甲状腺内囊状小泡分泌的甲状腺激素包括甲状腺素（四碘甲状腺原氨酸，T_4）和碘甲腺氨酸（三碘甲状腺原氨酸，T_3）。**T_3 是主要的生理活性物质，能促进生长，提高糖类与氨基酸向细胞内转运，增强生物氧化，提高代谢率。T_4 要转变为 T_3 才能发挥作用。**T_3 的生物活性较 T_4 强 $3\sim5$ 倍，其游离型为 T_4 的 10 倍，作用快而强，排泄亦快，维持时间短。

19. 解析： 本题考查磺酰脲类促胰岛素分泌药的作用特点。磺酰脲类促胰岛素分泌药存在"继发失效"的问题，是指患者在使用磺酰脲类降糖药之初的 1 个月或更长的时间，血糖控制满意，但后来疗效逐渐下降，不能有效控制血糖，以致出现显著的高血糖症，最后不得不换用或加用其他口服降糖药及胰岛素治疗。**继发性失效的发生率每年为 $5\%\sim15\%$，应用磺酰脲类降糖药治疗 5 年，$30\%\sim40\%$ 的患者发生继发性失效。**

20. 解析： 本题考查 α-葡萄糖苷酶抑制剂的不良反应。α-葡萄糖苷酶抑制剂的常**见不良反应为胃肠道反应，最常见胃胀、腹胀、排气增加、腹痛、胃肠痉挛性疼痛、肠鸣响**；少见肝酶升高；偶见腹泻、便秘、肠梗阻、肠鸣音亢进；α-葡萄糖苷酶抑制剂服后使未消化的碳水化合物停滞于肠道，由

于肠道细菌的酵解，使气体产生增多，因此常致胀气和引起腹泻，其可通过缓慢增加剂量和控制饮食而减轻反应的程度，或多在继续用药中消失。

21. 解析： 本题考查抑制骨吸收的药的作用特点。假设依替膦酸二钠的活性为1，则正确的顺序为：**依替膦酸二钠（比值为1）＜氯屈膦酸二钠（比值为10）＜帕米膦酸二钠（比值为100）＜阿仑膦酸钠（比值为1000）。**

22. 解析： 本题考查抗菌药物的基本知识。时间依赖性且抗菌作用时间较长的抗菌药物虽然为时间依赖性，但由于 PAE 或 $t_{1/2}$ 较长，使其抗菌作用持续时间延长。**替加环素、利奈唑胺、阿奇霉素、四环素类、糖肽类等属于此类。**

23. 解析： 本题考查头孢哌酮舒巴坦的规格。注射用头孢哌酮钠舒巴坦钠（2：1）1.5g：**含头孢哌酮1g与舒巴坦0.5g。**

24. 解析： 本题考查红霉素的临床应用注意。（1）**红霉素主要由肝脏代谢、胆管排出**，肝功能损害者使用本品，发生不良反应的风险增加。肝功能损害患者尽可能避免应用；如确有必要使用红霉素时，需适当减量并密切随访肝功能。肝病患者和妊娠期妇女不宜使用红霉素酯化物。（2）老年人使用本品，发生尖端扭转型室性心动过速的风险增加。（3）有重症肌无力病史的患者使用本品，有病情加重的风险。（4）缺乏妊娠期使用的相关研究，只有在明确需要的情况下，才可在妊娠期使用。妊娠期妇女应慎用。肝病患者和妊娠期妇女不宜使用红霉素酯化物。

25. 解析： 本题考查利福平的不良反应。尿、唾液、粪便、痰、汗液及泪液呈橘红或红棕色。

26. 解析： 本题考查阿糖腺苷的临床应用注意。（1）注意事项：①肝、肾功能不全者慎用；②即配即用，配得的输液不可冷藏以免析出结晶；③本品不可静脉推注或快速

滴注；④如注射部位疼痛，必要时可加盐酸利多卡因注射液解除疼痛症状。（2）相互作用：①不可与含钙的输液配伍；②**不宜与血液、血浆及蛋白质输液剂配伍**；③别嘌醇可加重本品对神经系统的毒性，不宜与别嘌醇合用；④与干扰素同用，可加重不良反应。

27. 解析：本题考查乙胺嘧啶的用法用量。成人预防用药，应于进入疫区前 **1～2 周**开始服用，一般宜服至离开疫区后 **6～8 周**，**每周服 4 片**。

28. 解析：本题考查环磷酰胺的用法用量及临床应用注意。（1）环磷酰胺需在肝内活化，因此腔内给药无法直接产生作用。（2）本品水溶液仅能稳定 2～3 小时，最好临用现配。（3）当肝肾功能损害、骨髓转移或既往曾接受多程化放疗时，环磷酰胺的剂量应减少至治疗量的 1/3～1/2。（4）**静脉给药，加生理盐水稀释后缓慢注射，也可肌内注射**。

29. 解析：本题考查抗代谢抗肿瘤药的药物相互作用。氟尿嘧啶与甲氨蝶呤之间存在时间依赖性的相互作用，甲氨蝶呤与氟尿嘧啶同时使用会产生拮抗作用。**应当先给予甲氨蝶呤，4～6 小时后再给予氟尿嘧啶**。因为应用甲氨蝶呤后，细胞内磷酸核糖焦磷酸含量增加，可增加氟尿嘧啶核苷酸的形成，从而增强氟尿嘧啶的抗肿瘤能力。

30. 解析：本题考查长春碱类药物的作用特点。**长春碱类作用机制为与微管蛋白结合，抑制微管聚合，从而使纺锤丝不能形成，细胞有丝分裂停止于中期，属细胞周期特异性药物，主要作用于 M 期细胞**。干扰转录过程和阻止 RNA 合成的药物（如柔红霉素）、破坏 DNA 的铂类化合物（如奥沙利铂）、干扰核酸生物合成的药物（如甲氨蝶呤、氟尿嘧啶）均属于细胞增殖周期非特异性抑制剂。

31. 解析：本题考查免疫治疗药物的代表药物。根据机体抗肿瘤免疫效应机制，免疫治疗药分为免疫调节剂、肿瘤疫苗、免疫检查点抑制剂，**常用药品包括干扰素、白介素、帕博利珠单抗、纳武利尤单抗等**。

32. 解析：本题考查铂类化合物的作用特点。奥沙利铂、顺铂、卡铂等三个铂类化合物中，**骨髓移植反应（血液毒性）最重的是卡铂**。

33. 解析：本题考查葡萄糖的药理作用与作用机制。**当葡萄糖和胰岛素一起静脉滴注，糖原的合成需钾离子参与，从而钾离子进入细胞内，血钾浓度下降，故被用来治疗高钾血症**。

34. 解析：本题考查维生素的分类。（1）**水溶性维生素**：维生素 B_1、维生素 B_2、维生素 B_6、维生素 C、烟酸、叶酸。（2）**脂溶性维生素**：维生素 A、维生素 D、维生素 E、维生素 K。

35. 解析：本题考查复方氨基酸注射液（6AA）的用法用量。本品静脉滴注，对紧急或危重患者，每日 2 次，每次 1 瓶，同时**与等量 10% 葡萄糖稀释后缓慢静脉滴注**，每分钟不超过 40 滴，病情改善后每天 1 瓶，连用 1 周为一疗程；对于其他肝病引起的氨基酸代谢紊乱者，每日 1 次，每次 1 瓶，加等量 10% 葡萄糖注射液缓慢静脉滴注。

36. 解析：本题考查止吐药的分类。止吐药按作用位点分类（但需要强调，一些药物可作用于多种受体）可包括：**抗胆碱能药物**（东莨菪碱）；**抗组胺药**（氯丙嗪、苯海拉明）；**多巴胺受体拮抗剂**（甲氧氯普胺、氯丙嗪、氟哌啶醇和氟哌利多）；**5-羟色胺受体 3（5-HT_3）拮抗剂**（昂丹司琼、格拉司琼、托烷司琼、帕洛诺司琼、雷莫司琼、阿扎司琼）；**神经激肽（NK-1）受体拮抗剂**（阿瑞匹坦）；**糖皮质激素**（地塞米松）；**苯二氮草类**（劳拉西泮、阿普唑仑）；**精神疾病药物**（奥氮平）。

37. 解析：本题考查特殊人群使用泻药。便秘在妊娠期非常常见，**妊娠期便秘的治疗首先建议患者改变生活方式；其次容积性泻药，**

以及某些渗透性泻药，如聚乙二醇、乳果糖的安全性好、作用缓和且对胎儿无不良影响，可作为妊娠期便秘患者的首选泻剂。比沙可啶和番泻叶可引起肠道痉挛，长期使用可引起电解质紊乱。**蒽醌类泻药和蓖麻油可能有致畸或诱发子宫收缩的风险，应避免使用。**

38. 解析：铝碳酸镁在胃中可迅速转化为氢氧化铝和氢氧化镁。铝离子可松弛胃平滑肌引起胃排空延迟和便秘，而镁有导泻作用，因此服用铝碳酸镁对胃排空和小肠功能影响很小，基本上抵消了便秘和腹泻等不良反应。胃酸分泌是持续的，抗酸药仅中和已经分泌的胃酸，不能抑制胃酸分泌，药效持续的时间很短，甚至可能造成反跳性的胃酸分泌增加，其疗效和安全性不及抑酸剂。目前**抗酸药常用于轻度间歇性胃食管反流病引起的烧心，不是酸相关性疾病的首选药。**

39. 解析：本题考查塞来昔布的不良反应。**塞来昔布有类磺胺药结构，可发生类磺胺过敏反应，**常见皮疹、瘙痒、荨麻疹，严重者出现史蒂文斯－约翰综合征、中毒性表皮坏死松解症、剥脱性皮炎，对磺胺药有过敏史者宜慎用。

40. 解析：本题考查 β_2 受体激动剂的临床用药评价。**β_2 受体激动剂可能会引起低钾血症。**应告诫患者有诱发低血钾而造成心律不齐的可能性。

[41～43] 解析：本题考查抗癫痫药物的作用特点。（1）乙内酰脲类药物通过减少钠离子内流而使神经细胞膜稳定，限制 Na^+ 通道介导的发作性放电的扩散。代表药**苯妥英钠**。（2）与 GABAA 受体结合，通过延长 GABA 介导的氯离子通道开放的时间，增强 GABA 的作用，使跨膜的氯离子流增加，引起神经元超极化的抗癫痫药是**苯巴比妥**。（3）加巴喷丁与电压依赖性钙通道的 $\alpha2-\delta$ 亚基结合，可能抑制钙离子内流并减少神经递质释放。

[44～46] 解析：本题考查脑功能改善

及抗记忆障碍药的禁忌证。（1）**吡拉西坦禁用于**锥体外系疾病、亨廷顿病患者及对吡拉西坦过敏者，妊娠期及哺乳期妇女。（2）**茴拉西坦禁用于**对茴拉西坦过敏或对其他吡咯酮类药不能耐受者。（3）**多奈哌齐禁用于**对多奈哌齐、六环吡啶类衍生物过敏者；妊娠期及哺乳期妇女禁用。（4）**石杉碱甲禁用于**癫痫、肾功能不全、机械性肠梗阻、心绞痛患者。（5）**银杏叶提取物禁用**于对银杏或银杏叶提取物中任何成分过敏者及使用抗血小板药物或抗凝血药者。

[47～49] 解析：本题考查非甾体抗炎药的典型不良反应。（1）胃壁 COX－1 产生的各类前列腺素可促进胃壁血流、分泌黏液和碳酸氢盐以中和胃酸，保护胃黏膜不受损伤及维持胃正常功能。当 NSAID 在抗炎镇痛（即抑制 COX－2）所需剂量大于抑制 COX－1时，则出现严重胃肠道不良反应，症状包括**胃、十二指肠溃疡及出血、胃出血、胃穿孔等。**（2）肾组织内同时具有 COX－1 和 COX－2，它们共同维护肾小球和肾小管的生理功能，因此某些 NSAIDs 有**下肢浮肿、血压升高、电解质紊乱**等不良反应，在有潜在性肾病变者甚至可引起一过性肾功能不全。（3）选择性 COX－2 抑制剂虽可避免胃肠道的损害，但选择性 COX－2 抑制剂抑制血管内皮的前列腺素生成，使血管内的前列腺素和血小板中的血栓素动态平衡失调，导致血栓素升高，**促进血栓形成，因而存在心血管不良反应风险。**需要补充的是，对乙酰氨基酚大部分在肝脏代谢，但中间代谢产物对肝脏有不良反应。

[50～51] 解析：本题考查 β_2 肾上腺素受体激动剂的临床用药评价。（1）常用的**短效 β_2 受体激动剂有沙丁胺醇和特布他林，平喘作用维持 4～6 小时，是缓解轻、中度急性哮喘症状的首选药。**（2）长效 β_2 受体激动剂中的**福莫特罗可作为气道痉挛的应急缓解药物。**

[52～53] 解析：本题考查消化系统用药中 PPI 与肠道抗炎药的体内过程。（1）PPI

（题目中的艾司奥美拉唑）为前体药物，经小肠口服吸收或静脉给药后，由血液进入壁细胞后并不能直接作用于质子泵，而是**在壁细胞微管的酸性环境中，经酸催化转换为活性形式，即亚磺酰胺的活性形式**，然后通过二硫键与质子泵的巯基呈不可逆性的结合，形成亚磺酰胺与质子泵的复合物，从而抑制H^+，K^+ - ATP 酶的活性，阻断了胃酸分泌的最后步骤。（2）**柳氮磺吡啶是美沙拉秦的前体药物**，主要是美沙拉秦发挥了抗炎效果。通过对美沙拉秦的结构改造，获得了其他的可在体内（局部）转化为美沙拉秦前体药物（奥沙拉嗪、巴柳氮）。

[54～55] 解析：本题考查止吐药的临床用药评价。结合答案及题目，即是**化疗所致恶心呕吐（CINV）的药物预防方案**。

[56～58] 解析：本题考查抗心律失常药的临床用药评价。（1）**胺碘酮含碘量高，长期应用的主要不良反应为甲状腺功能改变，应定期检查甲状腺功能**。该药还可引起**慢性肺间质纤维化**。一旦出现肺部不良反应，应予停药。（2）**维拉帕米**常见不良反应包括抑制心脏收缩功能和传导功能，有时也会出现牙龈增生。

[59～61] 解析：本题考查强心苷类的药理作用与作用机制。（1）**地高辛**：是一种中效强心苷。其剂型多样，口服地高辛的起效时间为 1～2 小时，血浆浓度达峰时间 2～3 小时，消除半衰期为 36 小时，生物利用度约为 80%，**主要以原型药物从尿液中排出，肾衰竭者其半衰期可以延长 3 倍**。静脉注射 5～30 分钟起效，达峰时间 1～4 小时，持续时间 6 小时。（2）**去乙酰毛花苷（西地兰 D）：为毛花苷丙经弱碱水解去甲酰化的产物，在体内失去葡萄糖基和乙酸转化为地高辛**。

[62～64] 解析：本题考查肝素和低分子肝素的药理作用与作用机制。（1）**普通肝素和低分子肝素的作用靶点都是凝血酶Ⅲ（简称 AT - Ⅲ）**。（2）LMWHs 主要通过抗因子 Xa 发挥抗凝作用：LMWHs 成分中，长度大于 18 个糖 U 的糖链占比例小，所以**抗因子 Xa 能力比抗因子Ⅱa 能力高数倍**。

[65～67] 解析：本题考查抗出血药的药理作用与作用机制。（1）**人凝血因子Ⅷ来自健康人血浆，用于血友病 A（因子Ⅷ促凝成分缺乏）**，已有多种重组人凝血因子Ⅷ面世。（2）**重组凝血因子Ⅸ用于血友病 B（因子Ⅸ缺乏）**。（3）**维生素 K 缺乏在新生儿中较常见**，缘于胎盘转运维生素 K 量少，新生儿初生时体内储存量低及体内肠道的无菌状态阻碍了利用维生素 K，母乳中维生素 K 含量低，新生儿吸乳量少及婴儿未成熟的肝脏还不能合成正常数量的凝血因子等原因，因此临床会在婴儿出生时常规给予维生素 K_1 预防治疗。

[68～70] 解析：本题考查 α_1 受体拮抗剂的药物相互作用。（1）阿夫唑嗪、赛洛多辛作为肝药酶 CYP3A4 的代谢底物，若与**强 CPY3A4 抑制剂（如克拉霉素、伊曲康唑、利托那韦）合用，阿夫唑嗪、赛洛多辛的血药浓度水平显著升高**，发生不良反应或中毒的风险增加。阿夫唑嗪虽然不作为降压药物使用，但与其他具有降压作用药物，如降压药物、硝酸酯类、5 型磷酸二酯酶（PDE - 5）抑制剂合用降压作用增加。（2）坦索罗辛与西咪替丁合用，坦索罗辛的血药浓度增加，易发生中毒；与降压药物或与 PDE - 5 抑制剂（西地那非）合用可引起显著血压降低。**与华法林合用，竞争血浆蛋白结合部位，华法林游离药物浓度增加，易发生出血**。（3）**赛洛多辛主要被 UGT2B7 代谢**，主要代谢产物是葡萄糖醛酸内酯；若与该酶的抑制剂（如丙磺舒、丙戊酸、氟康唑）合用可影响该药的代谢，延长在体内存在时间。

[71～73] 解析：本题考查肾上腺糖皮质激素的作用特点。等效剂量以**氢化可的松 20mg 为标准计，可的松的等效剂量是 25mg，泼尼松和泼尼松龙的等效剂量是 5mg，甲泼尼龙和曲安西龙的等效剂量是 4mg，地塞米松的等效剂量是 0.75mg**，倍他米松的等效剂

量是 **0.6mg**。

[74～76] 解析：本题考查抑制骨吸收药的作用特点。（1）阿仑膦酸钠是第三代氨基双膦酸盐类骨代谢调节剂，其抗骨吸收作用**较依替膦酸二钠强1000倍**，并且没有骨矿化抑制作用。（2）唑来膦酸用于治疗骨质疏松可**每年一次静脉给药，通常连续治疗三年后停药**。

[77～79] 解析：本题考查抗菌药物的基本知识。（1）抗生素后效应（PAE）是指抗菌药物与细菌短暂接触后，细菌受到非致死性损伤，当药物清除后，细菌恢复生长仍然持续受到抑制的效应。（2）为测定任一种病原微生物对某一抗菌药的敏感性，通常应用**最低抑菌浓度（MIC）**，有时也采用**最低杀菌浓度（MBC）**进行评估，单位均以 mg/L 表示。

[80～82] 解析：本题考查抗菌药物的药理作用与作用机制。（1）**磷霉素**可与催化肽聚糖合成的磷酸烯醇丙酮酸转移酶不可逆性结合，使该酶灭活，阻断细菌细胞壁的合成，从而导致细菌死亡。（2）**利奈唑胺**与细菌核糖体 50S 亚单位结合，抑制 mRNA 与核糖体连接，阻止 70S 起始复合物的形成，从而抑制细菌蛋白质的合成。利奈唑胺为抑菌剂，但对肺炎链球菌等链球菌属可呈现杀菌作用。（3）**替加环素**通过与核糖体 30S 亚单位结合、阻止氨酰化 tRNA 分子进入核糖体 A 位而抑制细菌蛋白质合成。

[83～85] 解析：本题考查奥司他韦的用法用量。（1）在流感症状开始（理想状态为 36 小时内）就应开始治疗。奥司他韦在成人和 **13 岁以上青少年的推荐口服剂量是每次 75mg，每日 2 次，共 5 天**。（2）对 1 岁以上的儿童推荐按照下列体重 - 剂量数据服用，服用疗程为 5 天：体重≤15kg：30mg，每日 2 次；体重 >（15～23）kg：45mg，每日 2 次；**体重 >（23～40）kg：60mg，每日 2 次；体重 >40kg：75mg，每日 2 次**。（3）用于与流

感患者密切接触后的**流感预防时的推荐剂量为 75mg，每日 1 次，至少 7 天，应在密切接触后 2 天内开始用药**。

[86～87] 解析：本题考查抗寄生虫药的药理作用与作用机制、适应证。（1）抗阿米巴药**双碘喹啉**具有广谱抗微生物作用，其疗效可能与抑制肠内共生性细菌的间接作用有关。因阿米巴的生长繁殖得益于与肠内细菌共生，而本药**抑制了肠内共生细菌，从而使肠内阿米巴的生长繁殖出现障碍**。（2）葡萄糖酸锑钠用于黑热病病因治疗。

[88～90] 解析：本题考查酪氨酸激酶抑制剂的分类。（1）酪氨酸激酶抑制剂：①**表皮生长因子受体（EGFR）酪氨酸激酶抑制剂包括吉非替尼、厄洛替尼、奥希替尼、埃克替尼等**，作用机制为竞争性抑制 EGFR 酪氨酸激酶活性，起到抑制肿瘤细胞增殖的作用。②**Bcr/Abl 酪氨酸激酶抑制剂包括伊马替尼等**，作用机制为抑制酪氨酸激酶的磷酸化，阻止其细胞增殖和肿瘤形成，还可以选择性地抑制血小板源性生长因子（PDGF）等酪氨酸激酶下游信号转导通路。③**血管内皮生长因子受体（VEGFR）酪氨酸激酶抑制剂，包括舒尼替尼等**，作用机制为抑制多种受体酪氨酸激酶，使酪氨酸残基自身发生磷酸化，阻断其信号转导通路，最终抑制肿瘤的生长。（2）**曲妥珠单抗、贝伐珠单抗属于单克隆抗体**。

[91～93] 解析：本题考查维生素的药理作用与作用机制。（1）**缺乏维生素 C 可导致坏血病、牙龈出血，补充维生素 C 可用于防治**。（2）**烟酸缺乏时与烟酰胺缺乏时的症状相同**，可影响细胞的正常呼吸和代谢而发生糙皮病。糙皮病的特点是具有以皮肤、胃肠道和中枢神经系统为主的体征和症状。（3）当维生素 B_1 缺乏时，按其程度，依次可出现下列反应：**神经系统反应（干性脚气病）、心血管系统反应（湿性脚气病）、韦尼克脑病及多发神经炎性精神病**。

[94～95] 解析：本题考查子宫颈局部用药的药理作用与机制。（1）聚甲酚磺醛：是一种高酸性物质，对坏死或病变组织有选择性凝固和排除作用，能使病变组织易于脱落，使局部收敛止血，促进组织再生和上皮重新覆盖。（2）干扰素α2a：干扰素是由细胞产生的一类诱生性蛋白质，具有广谱抗病毒、免疫调节及抗肿瘤功能。

[96～98] 解析：本题考查避孕药的用法用量。（1）左炔诺孕酮单方制剂用作紧急避孕药，即在无防护措施或其他避孕方法偶然失误时使用：在房事后72小时内服一片（粒），如为0.75mg，需隔12小时后再服1次。（2）左炔诺孕酮通过剂型改变，还可作成多种长效避孕药，如宫内节育器（曼月乐）、硅胶棒等。①宫内节育系统：育龄妇女须在月经开始的7天内放入宫腔，更换新的左炔诺孕酮宫内节育系统可以在周期的任何时间进行。该系统也可在妊娠早期流产后立即放置。产后放置应推迟至子宫完全复旧，最早不应早于分娩后6周。如果子宫复旧时间严重后推，应考虑等待直至产后12周再放置。②硅胶棒：于月经周期的1～5天，局麻下在上臂或股内侧做一长2～3mm的切口后，用埋植针将药棒呈扇形植入皮下，每人每次6支。伤口贴以"创可贴"后，纱布包扎即可。

[99～100] 解析：本题考查痤疮治疗药的药理作用。中国痤疮治疗指南（2019修订版）推荐的痤疮治疗方案，一线选择分别为（1）轻度（Ⅰ级）：外用维A酸。（2）中度（Ⅱ级）：外用维A酸＋过氧苯甲酰＋/－外用抗生素或过氧苯甲酰＋外用抗生素。（3）中重度（Ⅲ级）：口服抗生素＋外用维A酸＋/－过氧苯甲酰＋/－外用抗生素。（4）重度（Ⅳ级）：口服异维A酸＋/－过氧苯甲酰/外用抗生素。

101. 解析：本题考查普洛萘尔的适应证。该患者心率达到123次/分，普萘洛尔可用于**控制甲状腺功能亢进症的心率过快**。

102. 解析：本题考查甲巯咪唑的药物相互作用。**抗甲状腺药物与口服抗凝药（华法林）合用可致后者疗效增加。**

103. 解析：本题考查甲巯咪唑的不良反应。**甲巯咪唑可引起胰岛素自身免疫综合征，诱发产生胰岛素自身抗体**，因分泌的胰岛素与胰岛素自身抗体结合不能发挥其生理作用，于是血糖升高进一步刺激胰岛细胞分泌胰岛素，胰岛素又继续与抗体相结合，使血清中有大量与胰岛素自身抗体结合的胰岛素，但与抗体结合的胰岛素极易解离，在进食后血糖高峰过后，胰岛素逐渐解离，而导致高游离胰岛素血症，诱发低血糖反应。

104. 解析：本题考查硝普钠的适应证。**硝普钠用于高血压急症（高血压危象、高血压脑病、恶性高血压、嗜铬细胞瘤手术前后阵发性高血压、外科麻醉期间进行控制性降压），急性心力衰竭，急性肺水肿。**

105. 解析：本题考查硝普钠的用法用量、临床应用注意。（1）静脉滴注：用前将本品50mg溶解于5%葡萄糖注射液5ml中，再稀释于5%葡萄糖注射液250～1000ml中，在避光输液瓶中静脉滴注。溶液的保存与应用不应超过24h。溶液内不宜加入其他药品。（2）**本品不可静脉注射，应缓慢静脉滴注或使用微量输液泵。**（3）左心衰竭伴低血压时，应用本品须同时加用心肌正性肌力药如多巴胺或多巴酚丁胺。

106. 解析：本题考查硝普钠的临床应用注意。肾功能不全而应用硝普钠超过48～72小时者每天须测定血浆中氰化物或硫氰酸盐，**保持硫氰酸盐不超过100μg/ml，氰化物不超过3μmol/ml。**

107. 解析：本题考查铁剂的作用特点。**通常口服铁剂后4～5日，血液中网织红细胞数即可上升，7～12日达峰。**

108. 解析：本题考查铁剂的药物相互作用。**酸性条件可以促进铁的吸收，因此铁剂可以和富含维生素C的饮品及果汁一起服用**，而抗酸药不能与铁剂同时服用。服用铁剂时，还应避免与牛奶、茶、咖啡同用，特别是茶叶，因茶叶中的鞣酸与铁结合成不易吸收的物质，而牛奶含磷高，会与铁竞争，影响铁的吸收。

109. 解析：本题考查铁剂的作用特点。**在血红蛋白恢复正常后，仍需继续服用铁剂3~6个月，以补充缺失的贮存铁量。**

110. 解析：本题考查铁剂的作用特点。如有条件进行铁蛋白测定，**可在血清铁蛋白上升到30~50μg/L后停药。**

111. 解析：本题考查阿片类药物的典型不良反应。**阿片类药物治疗期间常出现的不良反应有便秘、恶心、呕吐、镇静、精神运动功能受损及尿潴留；**此外还要监测患者有无呼吸抑制、支气管痉挛；少见瞳孔缩小、黄视；罕见视觉异常或复视。还应留心患者的呼吸系统、肾或肝功能障碍，睡眠呼吸暂停或精神疾病。本类药物有成瘾性，对于晚期中、重度癌痛患者，如治疗适当，少见耐受性或依赖性。

112. 解析：本题考查黄嘌呤类药物的药物相互作用。茶碱及氨茶碱与下列药品合用，可提高茶碱血清浓度，毒性增强，这些药品包括红霉素、罗红霉素、克拉霉素、克林霉素、依诺沙星、环丙沙星、氧氟沙星、左氧氟沙星、西咪替丁、地尔硫草、维拉帕米、咖啡因、美西律，其中尤以红霉素和依诺沙星明显。**合用苯巴比妥、利福平，茶碱血药浓度下降。**茶碱与苯妥英钠相互干扰吸收，二者血清浓度均下降，合用时二者均需要增加剂量。

113. 解析：本题考查胃酸分泌相关知识。胃的壁细胞内和胃酸分泌有关的受体包括**胃泌素受体、组胺2（H_2）受体、乙酰胆碱（M）受体、前列腺素E_2受体。**其中前列腺E_2受体激活会抑制胃酸分泌。

114. 解析：本题考查抗心律失常药的临床用药评价。抗心律失常药物中引起Q-T间期延长的药物主要为**Ⅰa类抗心律失常药**物、**Ⅲ类抗心律失常药物及其他。目前大环内酯类、氟喹诺酮类、咪唑类抗感染药物能延长Q-T间期，**临床应避免联合应用。

115. 解析：本题考查铁剂的用药特点。**注射型铁剂适用于以下情况：铁剂服后胃肠道反应严重而不能耐受者；口服铁剂而不能奏效者，如脂肪泻、萎缩性胃炎等有胃肠道铁吸收障碍者，以及胃大部切除术后；需要迅速纠正缺铁，如妊娠后期严重贫血者；严重消化道疾病患者，口服铁剂可能加重原发疾病者，如溃疡性结肠炎或局限性肠炎；不易控制的慢性出血，失铁量超过肠道所能吸收的铁量。**

116. 解析：本题考查抗组胺药物的作用特点。**抗组胺药是治疗变应性鼻炎、过敏性结膜炎和慢性荨麻疹等变应性疾病的核心药物和一线药物，**但对特应性皮炎、哮喘、速发过敏救治、非过敏性血管性水肿、上呼吸道感染、中耳炎等疾病疗效不佳。

117. 解析：本题考查抗甲状腺药的药物相互作用。**磺胺类、对氨基水杨酸、保泰松、巴比妥类、酚妥拉明、妥拉唑林、维生素B_{12}、磺酰脲类**等都有抑制甲状腺功能和致甲状腺肿大的作用。

118. 解析：本题考查两性霉素B的不良反应。五个选项均是**两性霉素B的不良反应。**明显的肾毒性和输注相关不良反应限制了其临床应用。

119. 解析：本题考查紫杉醇不同剂型的特点。各选项表述均正确。

120. 解析：本题考查雌激素类的药物相互作用。（1）**与抗凝药**同用时，雌激素可降低抗凝效应。必须同用时，应调整抗凝药用量。（2）**与三环类抗抑郁药**同时使用，大量的雌激素可增强抗抑郁药的不良反应，同时降低其应有的效应。（3）**与抗高血压药**同时用，可减低抗高血压药的作用。（4）降低**他莫昔芬**的治疗效果。（5）增加**钙剂**的吸收。

预测试卷（三）答案与解析

题号	1	2	3	4	5	6	7	8	9	10
答案	A	C	A	C	E	E	A	B	B	B
题号	11	12	13	14	15	16	17	18	19	20
答案	D	A	A	E	B	A	B	E	C	E
题号	21	22	23	24	25	26	27	28	29	30
答案	E	A	D	D	A	A	D	E	B	A
题号	31	32	33	34	35	36	37	38	39	40
答案	C	B	C	B	C	E	C	E	D	D
题号	41	42	43	44	45	46	47	48	49	50
答案	A	B	D	A	B	C	B	D	E	C
题号	51	52	53	54	55	56	57	58	59	60
答案	D	E	D	A	B	E	B	C	A	B
题号	61	62	63	64	65	66	67	68	69	70
答案	D	C	A	B	A	B	C	E	A	B
题号	71	72	73	74	75	76	77	78	79	80
答案	E	B	A	E	B	C	C	A	D	A
题号	81	82	83	84	85	86	87	88	89	90
答案	D	B	D	B	A	A	D	B	D	C
题号	91	92	93	94	95	96	97	98	99	100
答案	D	B	A	A	C	C	E	D	A	C
题号	101	102	103	104	105	106	107	108	109	110
答案	B	E	B	A	C	B	C	C	E	E
题号	111	112	113	114	115	116	117	118	119	120
答案	ABCDE	BDE	ACD	ABCDE	ABCDE	ABC	BCDE	ACDE	AB	BCDE

1. 解析：本题考查苯二氮草类药物的作用特点。通常用于治疗失眠的苯二氮草类药物包括三唑仑、艾司唑仑、劳拉西泮、替马西泮、氟西泮和夸西泮。这些药物之间的主要区别是作用持续时间。**三唑仑是短效药，艾司唑仑、劳拉西泮和替马西泮是中效药，氟西泮和夸西泮是长效药。**

2. 解析：本题考查脑功能改善及抗记忆障碍药的药物相互作用。**多奈哌齐与伊曲康唑、红霉素等可抑制 CYP3A4 的药物，或与氟西汀、奎尼丁等可抑制 CYP2D6 的药物合用，可增加前者的血浆药物浓度；与利福平、苯妥英钠、卡马西平、奥卡西平等肝药酶诱导剂合用，可降低前者的血浆药物浓度。**

3. 解析：本题考查肝素和低分子肝素的药理效应特点与作用机制。（1）普通肝素和低分子肝素都不是单一成分，而是由不同长度多糖组成的混合物。（2）普通肝素和低分子肝素的作用靶点都是凝血酶Ⅲ（简称 AT－Ⅲ）。（3）普通肝素的生物利用度是 15% ~ 30%；低分子肝素接近 100%。（4）普通肝素在网状内皮系统（小部分在肝脏）代谢，肾脏排泄；低分子肝素大部分在肝脏代谢，以更短的无活性糖链从肾脏排泄，小部分则以原型直接从肾脏排泄；肝、肾功能不全者，代谢消除速度减慢。（5）**普通肝素抗因子 X a 和因子Ⅱa 的效价基本相同；低分子肝素抑制因子Ⅱa、X a，且抑制 X a＞Ⅱa。**

4. 解析：本题考查抗血小板药的临床应用注意。由于阿司匹林对血小板聚集的抑制作用可持续数天，可能导致手术中或手术后增加出血，有指南推荐，**为减少出血风险，需提前停用阿司匹林 7 ~ 10 天。**

5. 解析：本题考查噻嗪类利尿药的药理作用与作用机制。噻嗪类利尿药的作用机制是**抑制远曲小管近端腔壁上 Na⁺－Cl⁻共转运子的功能**，由此减少了肾小管上皮细胞对 Na⁺和 Cl⁻的再吸收，促进肾小管液中 Na⁺、Cl⁻和水的排出。

6. 解析：本题考查 5α－还原酶抑制剂的作用特点。**5α－还原酶抑制剂的起效时间相对较慢，非那雄胺一般需要用药治疗 6 ~ 12 个月以获得最大疗效，3 ~ 6 个月可观察到症状缓解。**

7. 解析：本题考查醋酸去氨加压素的作用特点。**醋酸去氨加压素口服给药后，大部分药物在胃肠道内被破坏，生物利用度仅为 0.5%，但能产生足够的抗利尿作用，达到临床治疗效果。**

8. 解析：本题考查抗甲状腺药物的药理作用与作用机制、作用特点。（1）**甲巯咪唑通过抑制甲状腺素激素的合成来治疗甲状腺功能亢进症，甲巯咪唑并不阻断甲状腺中和血液循环中已有的甲状腺素（T_4）和三碘甲状腺原氨酸（T_3）的作用。**（2）卡比马唑在体内逐渐水解，游离出甲巯咪唑而发挥作用，故作用开始较慢、维持时间较长。在疗效与不良反应方面优于其他硫脲类药，但不适用于甲状腺危象。（3）大剂量的碘有抗甲状腺的作用，在甲亢患者表现尤为明显。但由于其作用时间短暂（最多维持 2 周），且服用时间过长时，不仅作用消失，且可使病情加重，因此不能作为常规的抗甲状腺药。

9. 解析：本题考查口服降糖药的分类。非磺酰脲类（又称格列奈类）"快进快出"，吸收快、起效快，作用时间短，有效地模拟生理性胰岛素分泌；既可降低空腹血糖，又可降低餐后血糖，可降低 HbA1c 0.3% ~ 1.5%，降糖速度亦快，无需餐前 0.5 小时服用，因而又称为"餐时血糖调节剂"。代表药物有瑞格列奈、那格列奈、米格列奈。

10. 解析：本题考查胰高血糖素样肽－1 受体激动剂的药物相互作用、典型不良反应和禁忌。**由于对降低血糖似乎没有叠加作用，GLP－1 受体激动剂一般不应与 DPP－4 抑制剂（西格列汀）联用。**其余表述正确。

11. 解析：本题考查调节血脂药的药理作用与作用机制。**HDL 的主要功能是从血液中将胆固醇带回到肝脏，由肝脏进行分解代谢，从而降低血液中的胆固醇含量；而 LDL 的主要功能是从肝脏中将胆固醇转运至血液中，从而使血液中胆固醇的含量增高。**正常情况下，两者在体内处于动态平衡状态，维持体内正常的血脂平衡。在血浆中低密度脂蛋白（LDL）水平过高时，巨噬细胞等由于摄入了经氧化变性的 LDL，变成泡沫细胞，并沉积在血管壁上，这是动脉硬化的原因，所以为了防止动脉硬化，希望降低血液中的 LDL、IDL 和 VLDL 的水平，增加 HDL 的水平。

12. 解析：本题考查强心苷类药的作用特点、禁忌证。**强心苷类药适用于已经使用利尿剂、ACEI（或 ARB）和 β 受体拮抗剂治疗而仍持续有症状的慢性收缩性心力衰竭或合并心室率快的心房颤动患者。**强心苷类药的禁忌证包括：（1）预激综合征伴心房颤动或扑动者。（2）伴窦房传导阻滞、二度或三度房室传导阻滞又无起搏器保护者。（3）肥厚型梗阻性心肌病、单纯的重度二尖瓣狭窄伴窦性心律者。（4）室性心动过速、心室颤动者。（5）急性心肌梗死后患者，特别是有进行性心肌缺血者，应慎用或不用地高辛。

13. 解析：本题考查 NSAID 的禁忌。**12 岁以下儿童禁用尼美舒利。**

14. 解析：本题考查别嘌醇的临床应用注意。抑酸药别嘌醇本身不能控制痛风性关节炎的急性炎症症状，不能作为抗炎药使用。**因为别嘌醇促使尿酸结晶重新溶解时可再次诱发并加重关节炎急性期症状。**别嘌醇必须在痛风性关节炎的急性炎症症状消失后（一般在发作后两周左右）方开始应用。

15. 解析：本题考查平喘药的作用机制。按作用机制，平喘药可分为六类：①**β₂受体激动剂**，包括沙丁胺醇、特布他林、沙美特罗等。②**M 胆碱受体拮抗剂**，如异丙托溴

铵、噻托溴铵。③**黄嘌呤类药物**，如茶碱、氨茶碱、多索茶碱、二羟丙茶碱等。④**过敏介质阻释剂**，如肥大细胞膜稳定剂色甘酸钠，H_1 受体拮抗剂酮替芬等。⑤**肾上腺糖皮质激素**，如氢化可的松、布地奈德、氟替卡松、倍氯米松等，它们还有抗过敏作用。⑥**白三烯受体拮抗剂**，如孟鲁司特、扎鲁司特、普仑司特等。根据题干患者应选用 M 受体拮抗剂。

16. 解析：本题考查溃疡病的药物治疗。**质子泵抑制剂（奥美拉唑）是抑制胃酸分泌和防治消化性溃疡的最有效药物。**

17. 解析：本题考查米索前列醇的临床应用注意。**米索前列醇最常见不良反应是剂量依赖性的腹部绞痛、腹痛和腹泻。**其他常见不良反应包括皮疹、头晕、头痛。

18. 解析：本题考查必需磷脂类保肝药的作用机制。必需磷脂类作为细胞膜的重要组分，特异性地与肝细胞膜结合，促进肝细胞膜再生，协调磷脂和细胞膜功能，降低脂肪浸润，增强细胞膜的防御能力，起到稳定、保护、修复细胞膜的作用。代表性药物是多烯磷脂酰胆碱。**必需磷脂类保肝药没有对抗氧化剂的作用。**

19. 解析：本题考查洛哌丁胺的临床应用注意。一般情况下，由于抑制肠蠕动可能导致肠梗阻、巨结肠和中毒性巨结肠时，不应使用本品。如发生便秘、腹胀和肠梗阻，应立即停用本品。**盐酸洛哌丁胺胶囊禁止用于小于 2 岁的患儿。**

20. 解析：本题考查 ARB 类药的作用特点。**替米沙坦几乎完全经粪便排泄，其他药物都是经双通道排泄，**其中坎地沙坦酯、奥美沙坦酯和氯沙坦经肾脏排泄的比例更大些。

21. 解析：本题考查降钙素的不良反应。美国食品药品监督管理局（FDA）的建议如需使用降钙素，应将其**使用时间限制在 6 个月以内。**

22. 解析： 本题考查青霉素类抗菌药物的不良反应。青霉素类用药后可发生严重的过敏反应，如**过敏性休克（Ⅰ型变态反应）**。其他过敏反应尚有**血清病型反应（Ⅲ型变态反应）、溶血性贫血（Ⅱ型变态反应）**、白细胞计数减少、药疹、荨麻疹、接触性皮炎、哮喘发作等。

23. 解析： 本题考查美罗培南的用法用量。**美罗培南成人一日最大剂量不得超过 6g**。

24. 解析： 本题考查**林可霉素类抗菌药物**的药理作用。本类药物是治疗金黄色葡萄球菌引起的急慢性骨髓炎及关节感染的首选药。

25. 解析： 本题考查抗结核分枝杆菌药的分类。**异烟肼对各型结核分枝杆菌都有高度选择性抗菌作用，是目前抗结核药物中具有最强杀菌作用的合成抗菌药**，对其他细菌几乎无作用。

26. 解析： 本题考查奥司他韦的用法用量。在流感症状开始（**理想状态为 36 小时内**）就应开始治疗。

27. 解析： 本题考查抗疟药的作用特点。伯氨喹可杀灭间日疟、三日疟、恶性疟和卵形疟组织期的虫株，尤以间日疟为著，也可杀灭各种疟原虫的配子体，对恶性疟的作用尤强，对红内期虫体的作用很弱，因此不能控制疟疾症状的发作，**临床作为控制复发和阻止疟疾传播的首选药**。

28. 解析： 本题考查奥沙利铂的临床应用注意。当出现白细胞计数≤2×10^9/L 或血小板≤50×10^9/L，应推迟下一周期用药，直到恢复正常。

29. 解析： 本题考查紫杉醇注射液的临床应用注意。**骨髓抑制是剂量相关性毒性反应**。

30. 解析： 本题考查伊马替尼的用法用

量。**伊马替尼宜在进餐时服药，并饮一大杯水**。

31. 解析： 本题考查铂类化合物的作用特点。奥沙利铂、顺铂、卡铂等三个铂类化合物中，**神经毒性最重的是奥沙利铂**；神经毒性最轻的是顺铂。

32. 解析： 本题考查抗肿瘤药的分类。具有抗肿瘤效果的激素类药物主要分为：（1）抗雌激素类：①**雌激素受体拮抗剂：他莫昔芬、托瑞米芬**。②芳香氨酶抑制剂：来曲唑、阿那曲唑。（2）抗雄激素类：氟他胺。（3）促黄体激素激动剂：天然的促黄体激素释放激素、合成的促黄体激素释放激素类似物。此外，还有雌激素类（己烯雌酚、炔雌醇），雄激素类（丙酸睾酮），孕激素类（甲羟孕酮、甲地孕酮）等。

33. 解析： 本题考查水、电解质基本知识。根据人体每天的水消耗与内生水差值，可估算出成人人体水分生理需要量 2000～2500ml。

34. 解析： 本题考查维生素的临床应用注意。（1）维生素 B_1 正常剂量下对肾功能正常者几乎无毒性。大剂量肌内注射时，偶见过敏性休克，应在注射前取其注射液用注射用水 10 倍稀释后取 0.1ml 做皮肤敏感试验，以防过敏反应，且不宜静脉注射。大剂量应用时，测定尿酸浓度可呈假性增高，尿胆原可呈假阳性。（2）**维生素 C 以空腹服用为宜**，但对患消化道溃疡者慎用，以免对溃疡面产生刺激，导致溃疡恶化、出血或穿孔。大量服用维生素 C 后不可突然停药，如果突然停药可引起药物的戒断反应，使症状加重或复发，应逐渐减量直至完全停药；突然停药可能出现坏血病症状。（3）长期服用维生素 A，应随访监测暗适应试验、眼震颤、血浆胡萝卜素及维生素 A 含量。（4）大量应用维生素 E 可致血清胆固醇及三酰甘油升高。

35. 解析： 本题考查中/长链脂肪乳注射液（C8－24）的用法用量。一般情况下，本品不宜与电解质，其他药物或其他附加剂在同一瓶内混合。本品可与葡萄糖和氨基酸溶液经外周或中心静脉输入；**在相容和稳定性得到确证的前提下，本品可与其他营养素在混合袋内混合后使用。**含脂肪乳剂的混合输注液的输注时间不少于16小时，最好能够24小时内均匀输注。使用本品应同时使用糖类输液，糖类输液提供的能量应不少于40%。病人第一天的治疗剂量不宜超过250ml，如病人无不良反应，随后剂量可增加。

36. 解析：本题考查溴隐亭的药理作用与机制，以及注意事项。（1）**本品口服吸收迅速，但由于肝脏的首关效应，使其吸收不完全，仅为28%。**口服后60分钟显效，2～3小时达高峰。与血浆蛋白结合率90%～96%。全部在肝脏代谢，约90%由胆汁排出。血清半衰期为3小时左右，疗效维持约14小时。本品口服后个体差异较大。（2）用于治疗闭经或溢乳，可产生短期疗效，但不宜久用。治疗期间可以妊娠，如需计划生育，应使用不含雌激素的避孕药或其他措施。消化道溃疡患者慎用。

37. 解析：本题考查常用青光眼用制剂的注意事项。毛果芸香碱滴眼液选择性直接作用于M胆碱受体，如果意外出现**毛果芸香碱毒性反应**，如流涎、出汗、恶心、呕吐、腹泻等，应及时就诊，并及时给予抗胆碱药如阿托品等进行对抗治疗。阿托品是抗胆碱药。

38. 解析：本题考查林旦的用法用量。**药物应涂抹在自颈部以下全身各部位，用药24小时后洗浴。**换下的衣服及床单等均应煮沸消毒。必要时首次治疗1周后可重复治疗1次。

39. 解析：本题考查过氧乙酸的用法用量。随用随配，配制时要保证浓度，因为溶液不稳定。若为二元瓶装，**可将AB液混合摇匀后放置24～48小时后使用，一般浓度可达16%以上。**最常用的稀释倍数是500倍，

即用20%的本品2ml加水998ml制得，实际含过氧乙酸浓度0.04%。

40. 解析：本题考查他扎罗汀的用法用量与临床应用注意。**他扎罗汀对严重的银屑病无效。**其他表述正确。

[41～43] 解析：本题考查抗抑郁药的代表药物。（1）**三环类：**阿米替林、丙米嗪、氯米帕明和多塞平。（2）**四环类：**马普替林。（3）**单胺氧化酶抑制剂：**吗氯贝胺。（4）**选择性5－羟色胺再摄取抑制剂：**氟西汀、帕罗西汀、舍曲林、西酞普兰。（5）**5－HT及去甲肾上腺素再摄取抑制剂：**文拉法辛、度洛西汀。

[44～46] 解析：本题考查抗帕金森药的作用特点。（1）**PD对症治疗最有效的药物是左旋多巴，**若症状明显，尤其是运动徐缓相关症状显著的话，应首选左旋多巴。（2）**COMT抑制剂托卡朋和恩他卡朋单用无效，但与左旋多巴联用时可延长和加强左旋多巴的作用，**因此将其用作左旋多巴增效剂是有益的。COMT的抑制可减弱左旋多巴及多巴胺的甲基化作用，从而延长血浆中左旋多巴的半衰期，产生更稳定的左旋多巴血浆浓度，并延长每剂左旋多巴的疗效。（3）**苯海索是最常用的抗胆碱能药，对于经左旋多巴或DA治疗后仍有持续性震颤的较晚期PD患者也有用。**

[47～49] 解析：本题考查非甾体抗炎药主要代表药物的适应证及注意事项。（1）**吲哚美辛对造血系统有抑制作用，**再生障碍性贫血、粒细胞减少等患者慎用。（2）双氯芬酸用于各种急、慢性关节炎和软组织风湿所致的疼痛，以及创伤后、术后的疼痛和牙痛、头痛等。对成年人及儿童的发热有解热作用。**双氯芬酸钾起效迅速，可用于痛经及拔牙后止痛。**（3）美洛昔康对COX－2比对COX－1的抑制作用强，有一定的选择性，出现胃肠道溃疡及出血风险略低于其他传统非甾体抗

炎药。

[50～51] 解析：本题考查平喘药的分类及代表药物。长效 β_2 受体激动剂有福莫特罗、沙美特罗及丙卡特罗，平喘作用维持 10～12 小时。异丙托溴铵为 M 胆碱受体拮抗剂。

[52～53] 解析：本题考查抑酸剂的作用机制。伏诺拉生是钾离子竞争性酸抑制剂，通过竞争胃壁细胞膜腔面的钾离子来发挥作用，能够对质子泵产生可逆性抑制，从而抑制胃酸分泌。米索前列醇是前列腺素 E_1 的类似物，与前列腺素 E_2 受体结合，降低胃壁细胞的胃酸分泌，还可增强黏膜的防御机制，能增加碳酸氢盐和黏液的分泌。A 是抗酸剂的作用机制，代表药物氢氧化铝、铝碳酸镁。B 是 H_2 受体拮抗剂的作用机制，代表药物名称以"替丁"结尾。C 是质子泵抑制剂的作用机制，代表药物名称以"拉唑"结尾。

[54～55] 解析：本题考查消化系统常用药的注意事项。（1）严重的粒细胞缺乏是柳氮磺吡啶罕见但后果严重的不良反应。治疗初始，应进行全血细胞计数和肝功能检查，随后在头 3 个月内应每 2 周监测 1 次，之后的 3 个月每月监测 1 次，以后每 3 个月监测 1 次。（2）美沙拉秦大剂量重复口服给药具有肾毒性，在治疗期间，应注意血细胞计数和尿检查。一般情况下，在治疗开始 14 天，就应该进行这些检查。此后，每用药 4 周，应进行相应检查。

[56～58] 解析：本题考查肾素-血管紧张素系统抑制药的药理作用与作用机制。（1）ACEI 类药（卡托普利、福辛普利）的降压机制是通过抑制 ACE，减低循环系统和血管组织 RAS 活性，减少 Ang Ⅱ 的生成和升高缓激肽水平而可具有心脏预防与逆转心肌肥厚作用，对缺血心肌有保护作用，从而改善心脏的收缩和舒张功能；舒张血管从而减低外周阻力，抑制血管肥厚，可以减低血

管僵硬程度，改善动脉顺应性，改善血管内皮功能；促进水钠排泄，减轻水钠潴留。（2）ARB 类药物（奥美沙坦）能够阻断不同途径生成的 Ang Ⅱ 与受体 AT_1 结合，避免 AT_1 受体激活产生对心血管损害的作用。（3）ACEI 类药（卡托普利、福辛普利）可导致缓激肽、P 物质堆积，引起咳嗽等不良反应。

[59～61] 解析：本题考查强心苷类的药物相互作用。（1）地高辛与胺碘酮合用血清地高辛浓度增加 70%～100%。地高辛是 P 糖蛋白（P-glycoprotein，P-gp）的底物，P-gp 作为地高辛的转运蛋白，将地高辛转运到细胞外；地高辛的肾脏排泄也是由该蛋白介导。抑制 P-糖蛋白，导致肾脏及非肾脏的清除率降低，增加血清地高辛浓度，剂量应减半。（2）由于噻嗪类和袢利尿剂（布美他尼）可以引起低钾血症和低镁血症，会增加洋地黄中毒的危险，应监测并及时纠正电解质紊乱。（3）地高辛可在肠道内寄生的迟缓真杆菌的作用下转化为无强心作用的双氢地高辛和双氢地高辛苷元，约有 10% 地高辛使用者主要以该种方式代谢地高辛。而口服红霉素、克拉霉素和四环素等抗菌药物改变肠道内寄生菌群的生长，使迟缓真杆菌的转化作用受到抑制，减少地高辛的转化，生物利用度和血清药物浓度增加。

[62～64] 解析：本题考查直接口服抗凝药的分类及常用药品。（1）达比加群目前是直接凝血酶抑制剂中唯一口服的，水蛭素、重组水蛭素和比伐卢定也属于直接凝血酶抑制剂，但需注射给药。（2）利伐沙班、阿哌沙班、艾多沙班、贝曲沙班均属于口服直接因子 Ⅹa 抑制剂，这些药物的通用名都含有"沙班"两字。（3）华法林可以减少有功能的凝血因子（Ⅱ、Ⅶ、Ⅸ、Ⅹ）的合成，其抗凝效应归因于机体产生有活性的凝血因子能力下降，而不是直接抑制因子功能。

[65～67] 解析：本题考查叶酸的用法用

量。口服：①0.4mg 规格：**预防胎儿先天性神经管畸形，育龄妇女从计划妊娠起至妊娠后三个月末，一次 0.4mg，一日 1 次。**②5mg 规格：口服：成人，一次 5～10mg，一日15～30mg，直至血象恢复正常。儿童，一次**5mg，一日 3 次（或一日 5～15mg，分 3次）。**

[68～70] 解析：本题考查氢氯噻嗪、吲达帕胺的药物相互作用。（1）**吲达帕胺与二甲双胍合用易出现乳酸酸中毒。**（2）**考来烯胺能减少胃肠道对氢氯噻嗪的吸收**，故应在口服考来烯胺 1 小时前或 4 小时后服用氢氯噻嗪。（3）吲达帕胺与胺碘酮合用，可因血钾低而易致心律失常。

[71～73] 解析：本题考查肾上腺糖皮质激素的不良反应。（1）**早期治疗常见的不良反应：**失眠，情绪不稳定、食欲亢进、体重增加或二者兼有，潜在危险因素或其他药物毒性，高血压，糖尿病，消化性溃疡，寻常痤疮。（2）**持续大剂量应用糖皮质激素引起的不良反应为** Cushing 综合征体型，HPA 轴抑制，感染，骨坏死，肌病，伤口愈合不良。（3）**隐匿的或延迟的不良反应与并发症：**骨质疏松症，皮肤萎缩，白内障，动脉粥样硬化，生长迟滞，脂肪肝。

[74～76] 解析：本题考查抑制骨吸收药的药物相互作用。（1）**无论口服还是静脉用双膦酸盐类，都需询问患者接下来是否有进行侵入性牙科操作的计划，并讨论发生颌骨坏死的危险因素，注射用唑来膦酸钠可致"类流感样"反应，表现为高热，肌肉酸痛**等症状。（2）鲑降钙素对骨质疏松症进行治疗期间需要补充钙剂以防继发性甲状旁腺功能亢进，但给药时宜间隔 4 小时。（3）**鲑降钙素与双膦酸盐类骨吸收抑制剂（阿仑膦酸钠）合用**，有可能急速降血钙，出现严重低钙血症。

[77～79] 解析：本题考查青霉素类抗菌

药物的药理作用与作用机制。（1）**甲氧西林、苯唑西林等耐青霉素酶类青霉素，对产青霉素酶的金黄色葡萄球菌有较好作用；**（2）**氨苄西林、阿莫西林等广谱青霉素，主要作用于对青霉素敏感的革兰阳性菌以及部分革兰阴性杆菌如大肠埃希菌、奇异变形杆菌、沙门菌属、志贺菌属和流感嗜血杆菌等；**（3）**哌拉西林等抗铜绿假单胞菌青霉素，**对革兰阳性菌的作用较天然青霉素或氨基青霉素为差，但对某些革兰阴性杆菌包括铜绿假单胞菌有抗菌活性。

[80～82] 解析：本题考查大环内酯类抗菌药物的作用特点。（1）**红霉素易被胃酸破坏，口服吸收少，故临床一般服用其肠衣片或酯化物。**（2）**克拉霉素、阿奇霉素口服吸收更好，不需肠溶包衣，速释片剂和口服混悬液可空腹服用，也可与食物同服。但阿奇霉素缓释混悬液应空腹服用，克拉霉素缓释片剂应与食物同服。**

[83～85] 解析：本题考查金刚烷胺的药物相互作用。（1）金刚烷胺与抗胆碱药（题目中的阿托品）合用可增加抗胆碱药发生不良反应的危险。（2）金刚烷胺和抗精神病药、多潘立酮、甲基多巴、丁苯那嗪、甲氧氯普胺等合用可增加发生锥体外系不良反应的风险。（3）金刚烷胺和美金刚合用增加中枢神经系统毒性（建议避免合用）。

[86～87] 解析：本题考查抗寄生虫药的药理作用与作用机制。（1）三苯双脒对多种肠道寄生虫有驱除作用，对钩虫皮下组织的超微结构破坏严重，导致细胞核消失或破坏、线粒体消失，对其肠管中心层线粒体等结构均有破坏，产生驱虫作用。（2）驱绦虫药氯硝柳胺能抑制绦虫细胞内线粒体的氧化磷酸化过程，高浓度时可抑制虫体呼吸并阻断对葡萄糖的摄取，从而使之发生变质。

[88～90] 解析：本题考查紫杉醇注射液的临床应用注意。应在治疗前 12 小时及 6

小时口服地塞米松 **20mg**，治疗前 **30～60 分钟**肌内注射苯海拉明 **50mg** 并静脉注射西咪替丁 **300mg** 或雷尼替丁 **50mg** 预防过敏反应。

[91～93] 解析：本题考查全身用抗过敏药物的主要代表药物。**第一代抗组胺药**：苯海拉明、氯苯那敏、赛庚啶、异丙嗪、羟嗪、去氯羟嗪、曲普利啶、酮替芬、茶苯海明、安他唑啉、氯马斯汀、多塞平等；**第二代抗组胺药**：特非那定、非索非那定、氯雷他定、地氯雷他定、奥洛他定、卢帕他定、阿伐斯汀、贝他斯汀、咪唑斯汀、氮䓬斯汀、依巴斯汀、依美斯汀、西替利嗪、左西替利嗪等。**肥大细胞稳定剂**：色甘酸钠、酮替芬、奥洛他定；**白三烯受体拮抗剂**：孟鲁司特、普仑司特、异丁司特；**血栓素 A₂ 受体拮抗剂**：塞曲司特；**其他抗过敏药**：曲尼司特。

[94～95] 解析：本题考查黄体酮的用法用量。肌内注射：（1）**先兆流产**：一般每日 20mg，待疼痛及出血停止后减为每日 10mg。（2）**功能失调性子宫出血**：一日 10mg，连用 5～10 日。如在用药期间月经来潮，应立即停药。

[96～98] 解析：本题考查生殖系统用药、性激素及计划生育用药的药理作用与作用机制。（1）**双炔失碳酯**：具有抗着床作用的避孕药，并无孕激素活性，其雌激素活性为炔雌醇的 1/36。（2）**绒促性素**：为妊娠期妇女尿中提取的促性腺激素类药物。对女性能促进和维持黄体功能使黄体合成孕激素。对男性能使垂体功能不足者的睾丸产生雄激素，促使睾丸下降和男性第二性征的发育。（3）**缩宫素**用于引产、催产、产后及流产后因宫缩无力或缩复不良而引起的子宫出血。**卡贝缩宫素**用于选择性硬膜外或腰麻下剖宫产术后，以预防子宫收缩乏力和产后出血。

[99～100] 解析：本题考查皮肤用糖皮质激素的药理作用。①**弱效**：醋酸氢化可的松（1.0%）。②**中效**：醋酸地塞米松（0.025～

0.075%）、丁酸氢化可的松（0.1%）、醋酸曲安奈德（0.1%）。③**强效**：糠酸莫米松（0.1%）、二丙酸倍氯米松（0.025%）、氟轻松（0.025%）、哈西奈德（0.025%）。④**超强效**：卤米松（0.05%）、哈西奈德（0.1%）、丙酸氯倍他索（0.02%）。需要注意的是制剂中哈西奈德的浓度不同，作用强度不同。

101. 解析：本题考查聚乙二醇洛塞那肽注射液的适应证、用法用量、注意事项。

102. 解析：本题考查聚乙二醇洛塞那肽注射液的特殊人群用药、注意事项。

103. 解析：本题考查聚乙二醇洛塞那肽注射液的特殊人群用药。（1）**肾功能不全患者：轻度肾功能不全患者无需调整剂量，中度肾功能不全患者如需使用应降低剂量。**因未在重度（肌酐清除率<30ml/min）及终末期肾功能不全受试者中进行研究，因此不建议在上述患者中使用本品。（2）本品尚无肝功能不全患者中研究数据，不建议肝功能异常患者使用。对于长期使用本品的患者应关注肝功能和脂质代谢的影响。（3）老年人用药剂量无需调整。

104. 解析：本题考查 ACEI 的不良反应。**长期应用 ACEI 有可能导致血钾升高，应定期监测血钾和血肌酐水平。**

105. 解析：本题考查 ACEI 的不良反应。**ACEI 最常见不良反应为干咳，多见于用药初期。**

106. 解析：本题考查 ACEI 的不良反应。ACEI 类最常见不良反应为干咳，**症状较轻者可坚持服药，不能耐受者可改用 ARB 类**（缬沙坦）。

107. 解析：本题考查心血管用药的适应证与禁忌。（1）普萘洛尔为 β 受体拮抗剂，禁用于哮喘病患者。伊伐布雷定可用于心率≥**70 次/分**，对 β 受体拮抗剂禁忌或不能耐受者。

108. 解析： 本题考查美罗培南的用法用量。3个月以上儿童：一次20mg/kg，每8小时给药1次。

109. 解析： 本题考查美罗培南的不良反应。**长期应用可抑制肠道菌群使维生素K合成受阻而出血。**

110. 解析： 本题考查美罗培南的临床应用注意。有中枢神经系统基础疾病、精神异常、癫痫史或合并应用其他可能导致癫痫药物患者。

111. 解析： 本题考查抗抑郁药的药物相互作用。单胺氧化酶抑制剂与三环类抗抑郁药（阿米替林）、四环类抗抑郁药（马普替林）、选择性5-羟色胺再摄取抑制剂（西酞普兰）、阿片类镇痛药（可待因）及去甲肾上腺素能和特异性5-HT能抗抑郁药（米氮平）等药物合用均可发生**严重的甚至致死的不良反应。**

112. 解析： 本题考查过敏介质阻释剂的药理作用及作用机制。**过敏介质阻释剂分肥大细胞膜稳定剂、H_1受体拮抗剂。**（1）肥大细胞膜稳定剂：①色甘酸钠，稳定肺组织肥大细胞膜，抑制过敏介质释放。此外，尚可阻断引起支气管痉挛的神经反射，降低哮喘患者的气道反应性。②曲尼司特，其作用机制除与如色甘酸钠相似外，还能直接拮抗组胺和白三烯的支气管平滑肌收缩作用，如与β_2受体激动剂联合应用，不仅提高平喘效果，还可防止β_2肾上腺素受体向下调节而稳定β_2受体激动剂的疗效。（2）**H_1受体拮抗剂中，酮替芬、西替利嗪、氯雷他定**不仅可高选择性地抑制H_1受体，抑制组胺诱导的气道高反应性，还兼有稳定肺组织肥大细胞膜和拮抗其他介质，降低急性、慢性哮喘反应的作用，可用于预防哮喘发作。

113. 解析： 本题考查米索前列醇的临床应用注意。米索前列醇最常见不良反应是剂量依赖性的腹部绞痛、腹痛和腹泻。**单次剂**量不超过**0.2mg，并与食物一起服用，以及若需要服用抗酸剂时，避免使用含镁的抗酸剂，均可降低腹泻发生的风险。**

114. 解析： 本题考查羟甲基戊二酰辅酶A还原酶抑制剂的作用特点。除了**降低胆固醇**的作用，近期研究证实他汀类还具有下列作用：①对抗应激。②减少心血管内皮过氧化，减少血管内皮炎症和内皮素生成。③稳定或缩小动脉粥样硬化的脂质斑块。④减少脑卒中和心血管事件。⑤抑制血小板聚集。⑥降低血清胰岛素，改善胰岛素抵抗。

115. 解析： 本题考查肝素的作用特点。肝素可抑制因子Ⅱa、Ⅸa、Ⅹa、Ⅺa、Ⅻa。

116. 解析： 本题考查α_1受体拮抗剂的不良反应。**特拉唑嗪、多沙唑嗪和阿夫唑嗪**对前列腺和外周血管平滑肌上α_1受体都有拮抗作用，因此，在使用过程中易发生**直立性低血压，眩晕甚至有"首剂效应"和出现晕厥。**坦索罗辛（坦洛新）和赛洛多辛对前列腺上α_{1A}受体具有高选择性，而对外周血管平滑肌α_1受体则几无影响，因此只用于BPH治疗，在使用过程中很少发生低血压。

117. 解析： 本题考查二甲双胍的药理作用与作用机制。（1）作用于肝脏，抑制糖异生，减少肝糖输出；（2）作用于外周组织（肌肉、脂肪），改善肌肉糖原合成，降低游离脂肪酸水平，提高胰岛素的敏感性，增加对葡萄糖的摄取和利用；（3）作用于肠道，抑制肠壁细胞摄取葡萄糖，提高胰高血糖素样肽-1（GLP-1）水平。（4）二甲双胍具有血糖改善明显、有利于减轻体重、单药不显著增加低血糖风险、明确的心血管保护作用。

118. 解析： 本题考查磺胺类药物抗菌药物的禁忌。禁用于对磺胺类药物过敏者以及对呋塞米、砜类、噻嗪类利尿药（氢氯噻嗪）、磺酰脲类（格列美脲）、碳酸酐酶抑制剂（乙酰唑胺）过敏的患者。瑞格列奈属于非磺酰脲类促胰岛素分泌药，结构上与磺酰脲类不同，可用于对磺酰脲类药物过敏的患者。

119. **解析**：本题考查靶向抗肿瘤药的分类及适应证。（1）**吉非替尼**主要用于表皮生长因子受体（EGFR）基因具有敏感突变的局部晚期或转移性非小细胞肺癌（NSCLC）患者的一线治疗和既往接受过化学治疗的局部晚期或转移性非小细胞肺癌（NSCLC）。（2）**厄洛替尼**主要用于表皮生长因子受体（EGFR）基因具有敏感突变的局部晚期或转移性非小细胞肺癌（NSCLC）患者的治疗，包括一线治疗、维持治疗和既往接受过至少一次化疗进展后的二线及以上治疗。（3）**伊马替尼**主要用于治疗慢性粒细胞白血病

（CML）急变期、加速期或α-干扰素治疗失败后的慢性期患者，以及不能手术切除或发生转移的恶性胃肠道间质肿瘤（GIST）患者。（4）**贝伐珠单抗**主要用于转移性结直肠癌和晚期、转移性或复发性非小细胞肺癌。（5）**利妥昔单抗**主要用于复发或耐药的滤泡性中央型淋巴瘤、未经治疗的 CD20 阳性 Ⅲ～Ⅳ期滤泡性非霍奇金淋巴瘤以及 CD20 阳性弥漫大 B 细胞性非霍奇金淋巴瘤。吉非替尼、厄洛替尼、伊马替尼属于酪氨酸激酶抑制剂。

120. **解析**：本题考查孕激素类药物的注意事项。（1）长期用药需注意**检查肝功能**，特别注意**乳房检查**。（2）长期给予孕激素应**按 28 天周期计算孕激素的用药日期**。（3）长期使用孕激素妇女**不宜吸烟**。

预测试卷（四）答案与解析

题号	1	2	3	4	5	6	7	8	9	10
答案	A	A	D	C	B	C	A	E	B	D
题号	11	12	13	14	15	16	17	18	19	20
答案	B	D	C	A	A	E	E	D	D	E
题号	21	22	23	24	25	26	27	28	29	30
答案	B	D	D	C	A	B	B	D	E	C
题号	31	32	33	34	35	36	37	38	39	40
答案	A	D	C	E	E	E	E	E	D	B
题号	41	42	43	44	45	46	47	48	49	50
答案	E	B	B	B	D	E	B	A	C	C
题号	51	52	53	54	55	56	57	58	59	60
答案	D	A	B	D	D	A	C	D	B	C
题号	61	62	63	64	65	66	67	68	69	70
答案	A	E	E	C	A	B	B	C	B	E
题号	71	72	73	74	75	76	77	78	79	80
答案	C	B	A	E	D	A	C	A	B	B
题号	81	82	83	84	85	86	87	88	89	90
答案	B	A	B	A	D	A	C	D	B	A
题号	91	92	93	94	95	96	97	98	99	100
答案	B	A	D	A	B	A	C	D	B	D
题号	101	102	103	104	105	106	107	108	109	110
答案	D	C	B	C	B	B	C	D	E	D
题号	111	112	113	114	115	116	117	118	119	120
答案	ACD	BCDE	ABE	ABCDE	BE	ABCD	ABCDE	ABDE	ABCDE	AC

1. 解析：本题考查长春新碱的临床应用注意。**长春新碱的神经毒性**表现为如手指或足趾麻木、腱反射迟钝或消失、外周神经炎，为剂量限制性毒性。

2. 解析：本题考查单克隆抗体的典型不良反应。单抗药为大分子蛋白质，静脉滴注蛋白可致患者发生**过敏样反应或其他超敏反应**。

3. 解析：本题考查氯化钾的用法用量。**一般补钾速度不超过 0.75 ~ 1.5g/h（10 ~ 20mmol/h）**。

4. 解析：本题考查肠内营养乳剂（TPF - D）的用法用量。本品通过管饲或口服使用，应按照患者体重和消耗状况计算每日用量。以本品作为唯一营养来源的患者：**推荐剂量为按体重一日 30ml/kg，平均剂量为一日 2000ml（1800kcal）**。

5. 解析：本题考查葡萄糖的用法用量。用于高钾血症，**应用 5% ~ 25% 注射液滴注，每 2 ~ 4g 葡萄糖加入胰岛素 1U，于 3 ~ 4 小时滴毕**。

6. 解析：本题考查肝素和低分子肝素的作用特点。**LMWHs 的效价 U 均指抗 Xa 的活性**。

7. 解析：本题考查主要促胃肠动力药的药理作用与作用机制。**多潘立酮是外周多巴胺受体拮抗剂，直接拮抗胃肠道多巴胺 D_2 受体及血 - 脑屏障外的化学感受器触发区的多巴胺受体，促进胃肠蠕动，使张力恢复正常，促进胃排空，增加胃窦和十二指肠运动，协调幽门的收缩，同时抑制恶心、呕吐，并有效地防止胆汁反流，通常也能增强食管的蠕动和食管下端括约肌的张力，但对小肠和结肠平滑肌无明显作用**。

8. 解析：本题考查镇痛药的作用特点、适应证和临床应用注意。（1）哌替啶在体内可转变为毒性代谢物去甲哌替啶，产生神经系统毒性，表现为震颤、抽搐、癫痫大发作。因此，不适用于癌性疼痛治疗。（2）哺乳期妇女使用曲马多时约有 0.1% 剂量可由乳汁分泌，故单次应用不必中断哺乳。（3）甲状腺功能减退者应适当减低羟考酮用药剂量。（4）吗啡不能单独用于内脏绞痛，应与阿托品等有效解痉药合用；（5）**芬太尼务必在单胺氧化酶抑制剂（本题的吗氯贝胺）停用 14 日以上方可给药，而且应先试用小剂量（1/4 常用量），否则会出现难以预测的、严重不良反应甚至死亡**。

9. 解析：本题考查抗帕金森病药恩他卡朋的不良反应。**恩他卡朋可使尿液变成红棕色，但这种现象无害**。

10. 解析：本题考查 NSAID 的作用特点。大多数的 NSAID 具有抗炎作用，但对乙酰氨基酚则几乎没有抗炎作用。

11. 解析：本题考查抗痛风药的禁忌。**痛风性关节炎急性发作期，有中、重度肾功能不全或肾结石者禁用苯溴马隆**。苯溴马隆为促进尿酸排泄药，此类药可抑制近端肾小管对尿酸盐的重吸收，使尿酸排出增加，从而降低血尿酸浓度，减少尿酸沉积，但升高尿尿酸水平而易导致肾结石。

12. 解析：本题考查白三烯受体拮抗剂的作用特点。**白三烯受体拮抗剂起效慢，一般连续应用 4 周显效**。

13. 解析：本题考查雷尼替丁的临床应用注意。**雷尼替丁可减少肝脏血流，因而与普萘洛尔、利多卡因等代谢受肝血流量影响较大的药物合用时，可延长这些药物的作用**。

14. 解析：本题考查抗贫血药的典型不良反应。在服用叶酸、维生素 B_{12} 治疗巨幼细胞贫血后，尤其是**严重病例在血红蛋白恢复正常时，可出现血钾降低或突然降低**，血钾降低可引发许多问题，如神经紊乱、腹泻、麻痹、失钾性肾病、心律失常等，所以在此期间应注意补充钾盐。

15. 解析：本题考查吲达帕胺的注意事

项。吲达帕胺用作利尿治疗时，**最好每晨给药一次，以免夜间起床排尿。**

16. 解析：本题考查 M 胆碱受体拮抗剂的作用特点。膀胱过度活动症（OAB）由尿急、急迫性尿失禁（UUI）、尿频、夜尿四个密切相关的症状组成。它严重影响病人的心理、社会活动和生活质量。对其治疗的药物包括 M 胆碱受体拮抗剂（抗毒蕈碱药物）和 β_3-肾上腺素受体激动剂（二线治疗）、A 型肉毒毒素注射（三线治疗）；**以行为治疗为主的非药物治疗属一线治疗，行为治疗、改变生活方式和病人教育无效时可以考虑药物治疗。**

17. 解析：本题考查肾上腺糖皮质激素的作用特点。人体糖皮质激素的分泌具昼夜节律性，由于皮质醇的分泌呈阵发性，血浆浓度常出现较大的峰形波动，且存在昼夜节律变化。**一日上午 8 时左右为分泌高潮，随后逐渐下降，午夜 12 时为低潮**，这是由 ACTH 分泌的昼夜节律所引起。

18. 解析：本题考查胰岛素的作用特点。**甘精胰岛素和德谷胰岛素**两个药物皮下注射给药，是药动学上没有峰值的长效胰岛素类似物。

19. 解析：本题考查口服降糖药的不良反应。**单独使用可引起低血糖的口服降糖药是磺酰脲类促胰岛素分泌药（格列美脲）以及非磺酰脲类促胰岛素分泌药**两类，其余各类口服降糖药单独使用不增加低血糖发生的风险。

20. 解析：本题考查钙剂的药物相互作用与禁忌。（1）钙剂禁用于高钙血症及高钙尿症者；患有含钙肾结石或肾结石病史者；结节病患者（可加重高钙血症）；有肾功能不全的低钙血症患者；服用强心苷类药物期间。（2）钙剂常见嗳气、便秘、腹部不适等不良反应，**钙剂与氧化镁等有轻泻作用的抗酸剂合用或交叉应用，可减少嗳气、便秘等副作用。**

21. 解析：本题考查促进骨形成的代表药物。（1）目前基于甲状旁腺激素（PTH）研发出的重组人 PTH 1~34 的片段特立帕肽是唯一被批准的上市药物，可用于治疗绝经后女性骨质疏松，对男性骨质疏松也有效。（2）依普黄酮和雷洛昔芬属于选择性雌激素受体调节剂（抑制骨吸收的药）。（3）唑来膦酸属于双膦酸盐类药（抑制骨吸收的药）。（4）奥利司他属于抗肥胖症药。

22. 解析：本题考查头孢菌素类抗菌药物的作用特点。头孢菌素为时间依赖性抗菌药物，血浆半衰期较短，几乎无抗生素后效应，抗菌活性与细菌接触药物的时间长短密切相关，**当%T＞MIC 达到 60%~70%，头孢菌素可显示满意的杀菌效果。**

23. 解析：本题考查氨基糖苷类的作用特点。（1）氨基糖苷类药胃肠道吸收差，用于治疗全身性感染时必须注射给药。（2）氨基糖苷类药为浓度依赖性速效杀菌剂，对繁殖期和静止期的细菌均有杀菌作用。（3）在碱性环境中抗菌作用增强，对革兰阳性球菌和革兰阴性杆菌均有明显的抗生素后效应（postantibiotic effect，PAE），为 0.5~7.5 小时。（4）**日剂量一次给药，尽量减少给药次数，达到满意杀菌效果的同时降低不良反应。**

24. 解析：本题考查氯雷他定的用法用量。口服。成人及 12 岁以上儿童：一日 1 次，一次 10mg。2~12 岁儿童：体重＞30kg 者，一日 1 次，一次 10mg；体重≤30kg 者：一日 1 次，一次 5mg。

25. 解析：本题考查伊曲康唑的药物相互作用。**伊曲康唑及其主要代谢产物羟基伊曲康唑为细胞色素 P4503A4 酶系统的抑制剂。**伊曲康唑主要经 CYP3A4 酶代谢，所以该酶的抑制剂可使本品的药物浓度增高。

26. 解析：本题考查索磷布韦维帕他韦的用法用量与临床应用注意。（1）用于治疗成人慢性丙型肝炎病毒（HCV）感染。用于初治和复治的非肝硬化及肝硬化患者，不需要联合使用利巴韦林。（2）**肝功能不全患者：无需调整给药剂量**。（3）肾功能不全患者：对于轻度或中度肾功能损害患者，无需调整剂量。尚未对重度肾功能损害患者进行评估。（4）头痛、疲劳和恶心是在接受12周药物治疗的患者中报告的最常见（发生率≥10%）的不良事件。（5）HCV和HBV合并感染患者中的乙型肝炎病毒再激活风险，在开始EPCLUSA（索磷布韦400mg／维帕他韦100mg，中文商品名丙通沙）治疗前对所有患者进行当前或既往乙型肝炎病毒（HBV）感染迹象检测。

27. 解析：本题考查乙胺嘧啶的不良反应。二氢叶酸还原酶抑制剂乙胺嘧啶大剂量连续服用（如25mg/d连续1个月以上）可出现**叶酸缺乏**的症状。

28. 解析：本题考查依托泊苷的用法用量。依托泊苷注射液含苯甲醇，禁用于儿童肌内注射。

29. 解析：本题考查甲氨蝶呤的临床应用注意。大剂量疗法需要住院并随时监测其血浆药物浓度；**滴注时间不宜超过6小时**。

30. 解析：本题考查调节体内激素平衡的药物种类及适应证。**抗雄激素类药的代表药为氟他胺。该药是一种非甾体的雄激素拮抗剂，适用于晚期前列腺癌患者**。其作用机制为此药与雄激素竞争肿瘤部位的雄激素受体、组织细胞对雄激素的摄取，抑制雄激素与靶器官的结合。

31. 解析：本题考查泻药的作用特点。蒽醌类（大黄、番泻叶、麻仁丸）长期服用可导致**结肠黑变病**。

32. 解析：本题考查肠道抗炎药的临床用药评价。**柳氮磺吡啶抑制还原型叶酸跨膜转运，可导致细胞内叶酸缺乏**，并促发与治疗相关的巨幼细胞贫血，因此推荐所有使用者补充叶酸，剂量为每天1mg。

33. 解析：本题考查硝苯地平的用法用量。**硝苯地平片剂，需要一天3次**。其余四个选项的药物是第三代CCB，一天1次给药。

34. 解析：本题考查阿托伐他汀的用法用量。**阿托伐他汀可在1天内的任何时间服用，并不受进餐影响。但最好在晚餐后服用**〔人体内胆固醇的合成，取决于影响胆固醇合成的羟甲戊二酰辅酶A（HMG－CoA）还原酶的活性，这种酶的活性在一天之中的不同时间会呈现不同变化。在每天中午时分活性最低，而从午夜到凌晨的时间段中活性则变高；午夜12点此酶活性为最高峰，人体胆固醇的合成也就随之在午夜时分达到全天的高峰。因此，**夜间是全天胆固醇控制的关键窗口**〕。

35. 解析：本题考查沙库巴曲缬沙坦钠的药理作用与作用机制。**沙库巴曲缬沙坦钠含有脑啡肽酶抑制剂沙库巴曲和血管紧张素受体拮抗剂缬沙坦**。

36. 解析：本题考查米非司酮的临床应用注意。**确诊为早孕者，停经时间不应超过49天，孕期越短，效果越好**。

37. 解析：本题考查局部麻醉药的分类及代表药物。**丁卡因、克罗宁可用于腔道（如消化道插管镜检）表面麻醉和润滑**。

38. 解析：本题考查痤疮治疗药的药理作用。**过氧苯甲酰为强氧化剂**，易分解，遇有机物缓慢分解出新生态氧和苯甲酸，有杀灭痤疮丙酸杆菌、抗炎、轻度溶解粉刺作用，**对痤疮丙酸杆菌无耐药性，为炎性痤疮首选外用抗菌用药**。

39. 解析：本题考查皮肤用糖皮质激素的特殊人群用药。儿童宜选择弱效或软性激素，如地奈德、糠酸莫米松，由于儿童皮肤薄嫩、代谢及排泄功能差，长期大面积应用也会全身吸收，产生系统不良反应。儿童使用强效激素制剂，连续使用不应超过2周。婴儿尿布皮炎尤应慎用，外用激素制剂应限于 5 ~ 7 日内。

40. 解析：本题考查消毒防腐药的作用特点。药物的剂型能影响疗效，苯酚的水溶液有强大的杀菌作用，其**甘油剂和油溶液则作用显著降低**。其他表述均正确。

[41 ~ 43] 解析：本题考查抗抑郁药的作用特点。换用不同种类的抗抑郁药时，应该间隔一定的时间，以利于药物的清除，防止药物相互作用。**氟西汀需停药 5 周才能换用单胺氧化酶抑制剂吗氯贝胺，其他 5 - HT 再摄取抑制剂（如本题中的帕罗西汀）需停药 2 周才能换用单胺氧化酶抑制剂吗氯贝胺。**单胺氧化酶抑制剂吗氯贝胺在停用 2 周后才能换用 5 - HT 再摄取抑制剂。

[44 ~ 46] 解析：本题考查治疗缺血性脑血管病药中改善微循环的作用特点。（1）**倍他司汀**在临床主要用于内耳眩晕症，亦可用于脑动脉硬化、缺血性脑血管疾病及高血压所致直立性眩晕、耳鸣。（2）**丁苯酞**主要用于治疗轻、中度急性缺血性脑卒中。（3）**尼麦角林**主要用于急、慢性脑血管疾病和代谢性脑供血不足，如脑动脉硬化、脑血栓形成、脑栓塞、短暂性脑缺血发作。

[47 ~ 49] 解析：本题考查抗痛风药的药理作用与作用机制。抗痛风药分为抑制粒细胞浸润药、促进尿酸排泄药、抑制尿酸生成药等：（1）**抑制粒细胞浸润药（秋水仙碱）**。（2）**抑制尿酸生成药（别嘌醇）**。（3）**促进尿酸排泄药（丙磺舒）**。

[50 ~ 51] 解析：本题考查镇咳药的作用特点。**可待因适用于各种原因引起的剧烈干咳和刺激性咳嗽**，尤其适合于伴有胸痛的剧烈干咳，缓解非炎性干咳以及上呼吸道感染引起的咳嗽症状，**但具有成瘾性**。苯丙哌林兼具中枢性和外周性双重机制，无麻醉作用，不抑制呼吸，不引起胆道和十二指肠痉挛，不引起便秘，无成瘾性，未发现耐受性。

[52 ~ 53] 解析：本题考查解痉药与胃肠

动力药的药理作用与机制。解痉药包括抗胆碱 M 受体药、季铵类、罂粟碱及其衍生物等。**季铵类（匹维溴铵）是对胃肠道具有高度选择性的钙拮抗剂**，通过抑制钙离子流入肠道平滑肌细胞，防止肌肉过度收缩而达到解痉作用，能消除肠壁平滑肌高反应性，并增加肠道蠕动能力。**罂粟碱及其衍生物（罂粟碱、人工合成的罂粟碱衍生物屈他维林），对血管、心脏或其他平滑肌有直接的非特异性松弛作用**，可能是通过抑制磷酸二酯酶，增加细胞内环磷酸腺苷的水平，抑制肌球蛋白轻链肌酶，使平滑肌舒张，从而解除痉挛。

[54 ~ 55] 解析：本题考查多烯磷脂酰胆碱的用法用量。12 岁以上的儿童和成年人开始口服时每日 3 次，每次 456mg，**每日最大服用量不能超过 1368mg**，一段时间后，剂量可减至每日 3 次，每次 228mg 的维持剂量。

[56 ~ 58] 解析：本题考查 ACEI 类药的不良反应。（1）**ACEI 类最常见不良反应为干咳**，多见于用药初期，症状较轻者可坚持服药，不能耐受者可改用 ARB 类。（2）**ACEI 类严重不良反应为血管神经性水肿**。（3）ACEI 类长期应用有可能导致血钾升高，应定期监测血钾和血肌酐水平。

[59 ~ 61] 解析：本题考查强心苷类的不良反应。及时进行**地高辛过量者的救治**，对轻度中毒者可及时停药及使用利尿剂；对严重心律失常者可静脉滴注氯化钾、葡萄糖注射液；对异位心律者可静脉注射苯妥英钠 100 ~ 200mg；对心动过缓者可静脉注射阿托品 0.5 ~ 2mg。

[62 ~ 64] 解析：本题考查直接口服抗凝药的作用特点。本题中直接口服抗凝药包括直接凝血酶抑制剂（达比加群）和直接因子 X a 抑制剂（利伐沙班、阿哌沙班）。（1）需要与食物同服的直接因子 X a 抑制剂是利伐沙班，**利伐沙班与食物同服能提高生物利用**

度。（2）利伐沙班禁用于肝功能中度不全患者，其他两药无需调整剂量。（3）达比加群主要以原形经由尿液清除（80%），需要关注的药物相互作用是 P-gp 相关；其他两药需要关注 P-gp/CYP3A4 相关。

[65～67] 解析： 本题考查阿司匹林的适应证与用法用量。（1）适应证：≤100mg 剂量的阿司匹林作为抗血小板药使用：①降低急性心肌梗死疑似患者的发病风险；②预防心肌梗死复发；③脑卒中的二级预防；④降低短暂性脑缺血发作（TIA）及其继发脑卒中的风险；⑤降低稳定型和不稳定型心绞痛患者的发病风险；⑥动脉外科手术或介入手术后，如经皮冠脉腔内成形术（PTCA）、冠状动脉旁路术（CABG）、颈动脉内膜剥离术、动静脉分流术；⑦预防大手术后深静脉血栓和肺栓塞；⑧降低心血管危险因素者（冠心病家族史、糖尿病、血脂异常、高血压、肥胖、抽烟史、年龄大于 50 岁者）心肌梗死发作的风险。⑨卒中急性期。（2）≤100mg 规格产品：适应证①：建议首次剂量300mg，嚼碎后服用以快速吸收。以后每天 75～100mg 维持；适应证②～⑥：每天 75～150mg；适应证⑦：每天 100～200mg；适应证⑧：每天 75～100mg；适应证⑨：卒中急性期，未溶栓治疗且无阿司匹林禁忌证的患者，发病后尽早服用司匹林 150～300mg/d，急性期后按适应证③使用。

[68～70] 解析： 本题考查利尿药的分类。（1）袢利尿药：呋塞米、托拉塞米、布美他尼、依他尼酸。（2）噻嗪类与类噻嗪类利尿药：噻嗪类（氢氯噻嗪、氯噻嗪）、类噻嗪类（氯噻酮、吲达帕胺、美托拉宗）。（3）留钾利尿药：醛固酮受体拮抗剂（螺内酯、依普利酮）；肾小管上皮 Na^+ 通道抑制剂（氨苯蝶啶、阿米洛利）。（4）渗透性利尿药（脱水剂）：甘露醇、甘油果糖、葡萄糖（高渗）。（5）碳酸酐酶抑制剂：乙酰唑胺、醋甲唑胺。

[71～73] 解析： 本题考查左甲状腺素的用法用量。婴儿及儿童甲状腺功能减退症，每日完全替代剂量为：6 个月以内 6～8μg/kg；6～12 个月 6μg/kg；1～5 岁 5μg/kg；6～12 岁 4μg/kg。开始时应用完全替代量的 1/3～1/2，以后每 2 周逐渐增量。

[74～76] 解析： 本题考查口服降糖药的分类。（1）磺酰脲类促胰岛素分泌药：格列苯脲、格列吡嗪、格列齐特、格列美脲。（2）非磺酰脲类促胰岛素分泌药：瑞格列奈、那格列奈、米格列奈。（3）噻唑烷二酮类胰岛素增敏剂：吡格列酮、罗格列酮。（4）二肽基肽酶-4 抑制剂：西格列汀、沙格列汀、维格列汀、利格列汀、阿格列汀。（5）钠-葡萄糖协同转运蛋白 2 抑制剂：达格列净、恩格列净、卡格列净。

[77～79] 解析： 本题考查抗菌药物的基本知识。（1）以 %T > MIC 为 PK/PD 指标的有：青霉素类、头孢菌素类、碳青霉烯类。（2）以 C_{max}/MIC 为最优 PK/PD 指标的有：氨基糖苷类。（3）以 AUC_{0-24}/MIC 为最优 PK/PD 指标的有喹诺酮类、多黏菌素、达托霉素、利奈唑胺、万古霉素、替加环素、大环内酯类（克拉霉素和阿奇霉素）。

[80～82] 解析： 本题考查抗菌药物的药理作用与作用机制。（1）氨基糖苷类影响蛋白质合成过程的多个环节，使细菌蛋白质的合成受阻。（2）大环内酯类药的抗菌作用机制为抑制细菌蛋白质的合成。（3）头孢菌素类药导致细菌细胞壁合成障碍，细菌溶解死亡。

[83～85] 解析： 本题考查抗疱疹病毒药的药理作用与作用机制。（1）核苷类抗疱疹病毒药物伐昔洛韦为阿昔洛韦的 L-缬氨酸酯，属前药，口服后在肝脏水解为阿昔洛韦。（2）泛昔洛韦口服后代谢为喷昔洛韦。（3）伐更昔洛韦为更昔洛韦的前药，口服后在肠道和肝脏中水解成为更昔洛韦。

[86～87] 解析： 本题考查抗寄生虫药的

药理作用与作用机制。（1）**阿苯达唑**为广谱驱虫药。它可阻断虫体对多种营养和葡萄糖的摄取，导致虫体糖原耗竭，致使寄生虫无法生存和繁殖。（2）**甲苯咪唑**可通过与寄生虫肠细胞微管蛋白特异性结合而干扰其细胞微管形成，可使寄生虫肠道超微结构退化，从而破坏寄生虫对葡萄糖的吸收及消化功能，最终导致寄生虫死亡。

[88～90] 解析：本题考查拓扑异构酶抑制剂的作用特点。**羟喜树碱**是在喜树碱的分子结构中引入一个羟基，从而毒性比喜树碱降低，但依然不溶于水，微溶于有机溶剂。**依托泊苷**的化疗指数较高，对小细胞肺癌有显著疗效，为小细胞肺癌化疗首选药。**替尼泊苷**脂溶性高，可以透过血－脑屏障，为脑瘤的首选药。

[91～93] 解析：本题考查糖类的临床用药评价。（1）二磷酸果糖禁忌与碱性药物、钙剂配伍。（2）葡萄糖的不良反应：**长期单纯补给葡萄糖时易出现低钾、低钠及低磷血症；1型糖尿病患者应用高浓度葡萄糖时偶见发生高钾血症。** 高钾血症者应用高浓度注射液时偶见出现低钾血症、低钠血症。原有心功能不全者补液过快可致心悸、心律失常，甚至急性左心衰竭。高浓度注射液外渗可致局部肿痛、静脉炎。（3）二磷酸果糖的不良反应：偶见尿潜血、血色素尿、血尿、高钠血症、低钾血症，**大剂量和快速静脉滴注时可出现乳酸中毒。**

[94～95] 解析：本题考查**甲羟孕酮**的用法用量。（1）功能性闭经：口服一日4～8mg，连服5～10日。（2）功能失调性子宫出血（功血）止血：口服，一次10～20mg，每4～8小时一次，连用2～3日；血止后每隔3日递减1/3剂量，直至维持量每日100mg，连续用药至血止后21日停药。

[96～98] 解析：本题考查生殖系统用药、性激素及计划生育用药的分类及代表药物。（1）**女性激素类避孕药**：①**短效口服避孕药**：左炔诺孕酮、去氧孕烯、孕二烯酮、双炔失碳酯。②**长效避孕药**：羟孕酮、庚酸炔诺酮。③**事后避孕药**：米非司酮。（2）**女性用阴道杀精药**：壬苯醇醚。（3）**男用避孕药**：棉酚。

[99～100] 解析：本题考查治疗银屑病药的作用特点。（1）**卡泊三醇**能抑制皮肤角质形成细胞的过度增生和诱导其分化，从而使银屑病表皮细胞的增生和分化得到纠正。（2）**煤焦油**可抑制表皮细胞的有丝分裂，使皮肤增生速率恢复正常。

101. 解析：本题考查氯吡格雷的临床应用注意。CYP2C19参与活性代谢产物和中间代谢产物2－氧－氯吡格雷的形成。**根据CYP2C19代谢型，将患者分为超快代谢、快代谢、中间代谢、慢代谢型**，其中，在超快、快和中间代谢型受试者之间没有观察到氯吡格雷活性代谢物血药浓度和平均血小板聚集抑制率（IPA）数据的明显差异，而**慢代谢者中的活性代谢血药浓度比快代谢者低63%～71%**，慢代谢者中的抗血小板作用降低。

102. 解析：本题考查氯吡格雷的临床应用注意。如果漏服，且超过常规服药时间的12小时后漏服，**应在下次常规服药时间服用标准剂量，无需剂量加倍。** 其他表述均正确。

103. 解析：本题考查PPI的药物相互作用。根据氯吡格雷原研厂家的说明书，不推荐氯吡格雷与奥美拉唑或艾司奥美拉唑联合使用。**一部分（20%左右）氯吡格雷被CYP2C19代谢为活性代谢产物，使用抑制CYP2C19的药物会导致氯吡格雷活性代谢产物转化减少**，血小板抑制作用降低。

104. 解析：本题考查PPI的药物相互作用。研究显示**右兰索拉唑**（日剂量60mg），对氯吡格雷的影响是所有PPI中最小的。

105. 解析：本题考查二甲双胍的用法用